朱亨炤学术经验集

杨斌　张峻芳　主编

主　审：朱亨炤

主　编：杨　斌　张峻芳

副主编：杨　芳　陈　祺

编　委：陈　阳　李　星　周丽莉　黄倩茹

　　　　林静瑜　张　伟　黄　琰　黄　炜

　　　　林洁萍　江常莺　吴珍琴　许秀影

　　　　林沁烨　黄小彬　曾明治　陈颖萍

　　　　黄恒炜

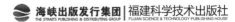
海峡出版发行集团
THE STRAITS PUBLISHING & DISTRIBUTING GROUP
福建科学技术出版社
FUJIAN SCIENCE & TECHNOLOGY PUBLISHING HOUSE

图书在版编目（CIP）数据

朱亨炤学术经验集 / 杨斌, 张峻芳主编.—福州：
福建科学技术出版社，2019.12
ISBN 978-7-5335-6045-4

Ⅰ.①朱… Ⅱ.①杨… ②张… Ⅲ.①脑病－中医临
床－经验－中国－现代 Ⅳ.①R277.72

中国版本图书馆CIP数据核字（2019）第274056号

书　　名　朱亨炤学术经验集
主　　编　杨斌　张峻芳
出版发行　福建科学技术出版社
社　　址　福州市东水路76号（邮编350001）
网　　址　www.fjstp.com
经　　销　福建新华发行（集团）有限责任公司
印　　刷　福州万紫千红印刷有限公司
开　　本　700毫米×1000毫米　1/16
印　　张　11.25
字　　数　150千字
版　　次　2019年12月第1版
印　　次　2019年12月第1次印刷
书　　号　ISBN 978-7-5335-6045-4
定　　价　58.00元
书中如有印装质量问题，可直接向本社调换

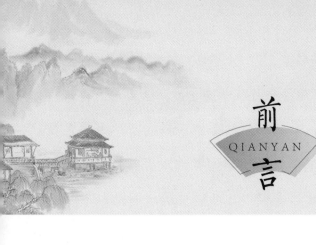
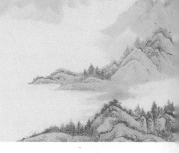

前言

QIANYAN

朱亨焻主任医师是全国第四批名老中医专家学术经验继承指导老师，福建省名老中医。朱老出生于中医世家，先父朱锡光为福建省名老中医。朱老幼承庭训，后毕业于福建医科大学中医系，曾任福建省第二人民医院副院长，福建省中医药研究院常务副院长，中华中医药学会脑病专业委员会常委、学术顾问，福建省中医药学会脑病专业委员会主任委员，福建省中西医结合学会神经专业委员会副主任委员，中华医学会福建分会神经专业委员会委员。

朱老长期从事临床、科研及教学工作。在临床工作中，一方面由于家庭的熏陶，朱老传承了先父的诊治经验，结合自己长期的临床经验以及对中医经典的进一步深入研习，逐渐形成了自己的中医辨治思维体系；另一方面，朱老毕业后在福建医科大学附属协和医院10余年的临床经历，使其对现代医学的认识更加理性和客观，从而形成了"诊时中西并重，治时衷中参西"的临床风格，尤其在对脑病的治疗和研究方面，形成了自己独

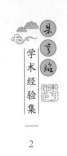

特的辨治思路和遣方用药特点。

在科研工作中，朱老始终坚持从临床出发，认为中医科研的最终目的在于回归临床，中医的疗效是中医科研及学术研究赖以生存和发展的基础，朱老曾参加华佗再造丸的研制及临床验证研究（获国家科技进步二等奖）、软脉灵的研制及脑动脉硬化课题研究（获福建省医药卫生科技进步三等奖）、中西医结合治疗脑出血的临床研究（获福建省医药卫生科技进步二等奖）等多项国家及省部级课题的研究工作。朱老从医以来在国家级省级杂志上发表学术论文30余篇，曾出访德国、法国、美国、捷克等国家进行学术交流及讲学，在中医科研及学术研究方面颇有造诣。

在临床带教及研究生教学工作中，朱老秉承一切为了临床的理念，强调诊断与治疗并重。尤其是在脑病的辨治过程中，朱老认为作为学习中医者，更要学会用两条腿走路，既要掌握现代医学知识以加深对疾病的认识，又要坚守中医经典理论以加强对患病个体的整体把握，其"诊时中西并重，治时衷中参西"的临床风格，影响了一批又一批的中医学子，对他们今后的医者之路产生了深远的影响。

现将朱老的学术思想和临床经验以及医案、心得等汇编成书，希望能给年轻一辈及后学者们加以借鉴与启发。

由于编写时间仓促，书中可能尚有不足及遗漏之处，恳请同仁们批评指正。

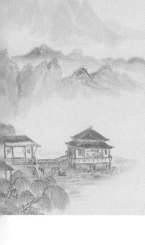
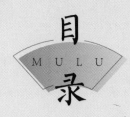

目录

MULU

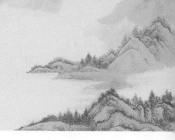

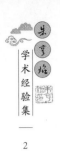

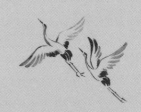

第一章

学术思想及临证经验

【第一节】

中医临证辨证思想

　　朱亨焰主任医师从事临床工作 40 余年，擅长运用中医药治疗内科各系统疾病，尤其擅长脑病、老年病的诊治。首先，由于家庭的熏陶，朱老传承了先父的诊治经验，再结合自己长期的临床经验以及对中医经典的进一步深入研习，逐渐形成了自己的中医辨治思维体系；其次，朱老毕业后在福建医科大学附属协和医院 10 余年的临床经历，使其对现代医学的认识更加理性和客观，从而形成了"诊时中西并重，治时衷中参西"的临床风格，尤其在对脑病的治疗和研究方面，形成了自己独特的辨治思路和遣方用药特点。

一、证病合参，殊途同归，各有先后主次

　　朱老认为，长期以来在中医界中关于"辨病"与"辨证"的争论，从文字学、医学史等学术的角度进行剖析辨别是有意义的，但作为中医学的临床工作者，也就是说从临床的角度而言，"辨病"与"辨证"二者应该是统一的。二者统一体现在患病个体身上，二者统一于临床实践之中、统一于临床疗效之中，只是在介入纷繁复杂的临床问题时，应视二者的不同优势，各有侧重。因此朱老提出，对于中医临床工作者，在辨治疾病时，不可将"辨病"与"辨证"二者对立起来，而应当是首先讲求证病合参，而后再分先后主次。

"证"是中医学的特有概念。朱老认为，辨证论治作为中医临床的一大特色，使得"证"成为中医认识疾病和治疗疾病的核心所在。《中医基础理论》中指出，证候是机体在病因作用下，机体与环境之间以及机体内部各系统之间关系紊乱的综合表现，是一组特定的具有内在联系的反映疾病过程中一定阶段本质的症状和体征，揭示了病因、病性、病位、病机和机体的抗病反应能力等，为治疗提供依据并指明方向。朱老认为，实践是检验真理的唯一标准，基于"证"的认识而形成的中医药学理论，经历了"理论1（初始阶段）—临床实践—理论2（更高级阶段）"这样一种螺旋式提升的过程，其中必然有其对人类生命及疾病认识的正确内涵。

对"病"的认识，其实并非是西医学所独有，在中医学中甚至"病"的出现要早于"证"。回溯中医的发展史，在甲骨文的卜辞中，其实就已经有了"病"的记载，如疾首、疾耳、疾鼻、疾腹等，而在之后的中医学著作中，也不乏"病"的描述，如马王堆出土的《五十二病方》中就已涉及100多种病名，《黄帝内经》中痹、痿、厥、奇病等病名的记述就有300多种，而《金匮要略》更是专门讲述内伤杂病的经典著作之一。可见中医学中也包含有辨病的内容，但由于当时在自然科学方面发展的迟滞，中医学的辨治只能讲求"司外揣内"，而当时的辨病方式确实无法满足临床上的需要，先贤们只能通过当时可以观察到的各种临床征象来辨治疾病，逐渐形成了"证"的雏形。然后经过临床的不断提炼和升华，"证"涵盖的信息越来越多，中医学逐渐形成了独特的"辨证"的诊疗模式，而"证"就成为了中医学体系中的重点，"病"似乎仅仅是一种症状的描述。

然而，随着时代的变迁，自然科学理论和技术得到了极大的发展，逐渐对医学的研究产生了巨大的影响。16世纪创立的人体解剖学，使西医学从整体水平进入到器官水平；17世纪发现了血液循环，促进了生理

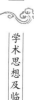

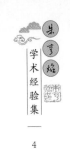

学的发展；18世纪临床实验的开展，促进了人们对病理的认识；19世纪创立了细胞学和微生物学，又把西医学从器官水平推进到细胞水平；20世纪上半叶，随着病原流行病学发展和免疫学研究的突破，推动了以传染病防治为主的第一次卫生革命，并开始过渡到以肿瘤、心脑血管病等慢性、退行性疾病防治为主的第二次卫生革命；20世纪中叶以来，分子生物学及生物学技术的迅猛发展，促使西医学进入分子水平乃至量子水平。近百年来的西学东渐，由于西医学对人类生命及疾病微观世界的逐步揭示，西医学"病"的概念逐渐清晰，而中医学中"证"的概念似乎变得越来越模糊不清。

朱老认为，实际上，辨证与辨病就像是看待生命与疾病的两条主线，是看待人体和疾病这类复杂事物的不同视角，只是在历史的不同阶段，由于不同的历史条件及社会环境，这两条主线向前推进的速度有高潮、有低谷、有快慢，但其最终的落点都汇聚在人体本身。他认为，用简单的角度来审视一个复杂事物，就像是盲人摸象，最终的结论必将是片面而错误的，对于人体这一复杂事物而言，必然要从多角度、多层面加以认识研究。辨证与辨病二者其实并不矛盾，辨病是针对疾病本身而言，是对疾病共性的认识，但每一种疾病都是出现在一个具体的个体身上，非共性的成分纷繁复杂，而最终表现出非共性的、特征性的、阶段性的、具体个体的"证"的综合体。因此，病与证已融合在一个个体身上，对于中医的临床工作者而言，所面对的事物本身就是一个证与病的综合体，要想解决一个个具体的临床问题，辨证与辨病两方面都不可偏废。

（二）证病合参，各有先后主次

中医临床与中医的科研和学术工作不同之处在于，临床工作者首先必须要解决临床上的实际问题。朱老在以辨病与辨证两种视角聚交在患病个体的时候，形成了自己独特的证病合参，各有先后主次的思维模式，使得其在临床上把握辨病与辨证时显得思路清晰，层次鲜明。

1. 临床诊断，病在证先，中西并重

面对一个具体的患者，临床医生首先应当通过收集各种临床的征象来考虑诊断的问题，朱老认为，在临床诊断方面，中医的临床工作者也应该积极吸纳西医学的诊断知识，先辨病后辨证，重辨证也重辨病。

朱老常强调辨病为先的重要性，但他在临床上却很少建议患者进行各式各样的化验检查以逐个明确西医病名诊断，这与其辨病为先的思想似乎是矛盾的，但其实二者并不矛盾，朱老扎实的西医学诊断功底和丰富的临床经验是其临床诊病的主要手段，其所强调的辨病与西医中所言的明确诊断二者并不等同。

朱老强调辨病为先的目的其实有二，一是通过现代西医学对疾病现代病理机制的研究来更全面地认识疾病，而这一方面的知识，也可为中医临床治疗所用。二是通过现代医学对疾病发病过程的认识来判断疾病的整体趋势和愈后，为临床选择最理想的治疗方案所用。

朱老认为，病是对于具有特定的病因、病理和一定的发病过程及演变形式的病变过程的概括，而西医学关于某些疾病的病因、病理及发病过程的认识方面，相对于中医学而言更加明确，且其一整套的诊断学方法同样可以捕捉到许多疾病的征象，将其为我所用，补充到中医的诊断中来，有百利而无一害，其中的许多知识点在之后的治疗中都具有很好的参考价值。

另一方面，对每一个患者所患疾病的范畴以及总体上病情的轻重缓急作出正确的判断，是每一位医生的首要职责。根据病情的实际情况及自己的临床处理能力，客观地为患者选择相对合理的医疗手段，尤其是对于首诊的患者而言，这种建议是相当重要的。对于首诊医生而言，这也是一项非常重要的任务，因为这种建议往往会对患者的整个医疗过程产生非常重要的引导作用。因此，朱老在临床中广泛地运用西医学的诊断方法来先进行疾病的诊断与鉴别诊断，根据病情作出客观的判断，给予患者合理的医疗建议，其中也包括请西医相关专科进行会诊的建议。

第一章

学术思想及临证经验

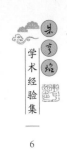

其实，辨病与辨证在中医的诊断中并不相互排斥，在《中医诊断学》中也已明确提出"病证结合"是中医诊断的基本原则，指出"辨病"与"辨证"相结合有利于对疾病本质的全面认识。长期的临床实践，养成了朱老严谨的临床诊断风格，他常常告诫中医临床医生切不可对病的诊断不屑一顾，临床问题的复杂程度有时会超忽预料，中医学认识生命和疾病的理念虽有其先进之处，但并未穷尽人体及疾病的奥秘，应当积极吸纳西医学中的优势元素。西医学建立在症状、体征及一系列辅助检查和实验数据基础之上的病名诊断，也一样揭示了人类生命和疾病的部分真相，在临床中应当予以重视。从首次诊断及鉴别诊断的角度而言，朱老尤其强调，对于疾病医生应具备高度的警惕性和敏感性，辨病时不仅要考虑自己的专业领域，其他相关医学领域也应在诊断的思维过程中进行初步筛查，在认真细致地分析之后，为患者选定最合理的医疗方案，这是临床医生的首要任务。正是基于此，在诊断与鉴别诊断阶断，他始终强调以辨病为先。

值得一提的是，朱老在诊断时强调的是辨病为先而非辨病为重，他在强调辨病为先的同时，也提出在诊断阶段中西并重的观点。这两种说法，其实也并不矛盾。辨病为先的说法，在于强调诊断阶段的先后次序。但对诊断而言，中医证的诊断其重要性是不言而喻的，因为证是中医辨证施治的核心，证的诊断出现偏差，则误诊必误治，这一点是容易为中医学习者所理解的。

2. 辨证施治，以证为主，衷中参西

在第一步诊断相对明确之后，即进入了临床治疗阶段。朱老指出，在医疗方案中凡有涉及中医药治疗者，当坚定地以中医的证为主导进行遣方用药。也就是说，在处方施治时，首当强调以中医思维来辨识患病个体，以中医学的理论为指导来辨证，以证为主要依据进行施治。

朱老认为，由于中西医学对人体与疾病的视角差异，形成了各自的诊疗体系，虽然近年来在中西医结合方面已经做了大量的研究和尝试，

但到目前为止，中西医学并未完全融会贯通。中医药辨证施治有其自身的规律所在，它是在中医理论的指导下产生发展的，虽然朱老也指出在中医临床施治时，不可随意地以证隐病，但辨治处方时还是应当遵循中医医理的内在规律，完全以西医学的思路指导中医遣方用药是不合时宜的。中医的整个辨治体系是建立在中医学自己独特的认识疾病的视角基础之上的，失去中医学理论的支撑，所用方药就像无源之水、无根之木，毫无生命力可言，废医存药的做法并不可取。

另一方面，朱老在强调处方施治以辨证为主思想的同时，并不否认几十年来中西医结合研究的可喜成果。他认为，中医学和西医学都为人类医学的发展作出了自己的贡献，是对生命现象和疾病不同角度的认识，其中都有其真理性的元素。虽然现在言及中西医全面结合为时尚早，但部分结点的相互融合已经成为现实，而这一方面的成果理应吸纳到临床治疗中来。例如对一些方剂及单味药的现代药理研究，从中医的角度而言，似乎有些偏离了中医医理及传统方剂学的内涵，但其中的一些研究成果仍可为中医临床施治所用。因此，在朱老的临床处方中，既可感受到"辨证为主"的中医医理的绝对主导，又不乏专病专药、专症专药的"证病合治"的特色。

二、八纲定性，脏腑定位，执简驭繁

朱老认为，中医学的辨治理论并非是一一针对不同的系统而形成的，其整体辨治理论其实是广泛适用于各个系统的疾病。把握其整体辨治理论的精髓，可以大大提高医者临证时对疾病的处理能力，虽不敢说一定是效如桴鼓，但至少可坦然面对临床各种各样的疾病，做到临证不乱、心中有法、笔下有方，不至于南辕北辙。如何把握中医的整体辨治理论，朱老尤其注重中医的八纲辨证，再结合脏腑的定位，以此为切入点进行临床辨治，即所谓的"八纲定性，脏腑定位，执简驭繁"。

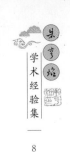
（一）八纲定性，指明方向

八纲，指表、里、寒、热、虚、实、阴、阳8个纲领。八纲辨证，最能突出地反映中医学整体辨证思维的特点，是中医辨证中的纲领，属于纲领证。朱老临证辨治，首重八纲辨证，其认为辨明八纲即已为临床治疗指明了方向。他强调，看似简单的这8个字，其中却已涵盖了许多方面，如表与里提示大体病位，寒与热区别基本性质，实与虚反映邪正斗争的基本情况，每一方面都是非常的重要，其对后续的治疗具有决定性的指导意义，不容小觑。

朱老指出，领会八纲辨证，要学会分战略和战术两步走，在战略上是执简驭繁，而在战术上则当由浅入深，分清主次轻重，才能做到思路清晰，使临床辨治重点突出，标本兼顾，缓急有序。在八纲之中，阴证与阳证的辨别可谓是从战略上进行定位，虽然在阴证与阳证的划分上不一定是绝对的，会存在阳中有阴、阴中有阳的情况，但医者在临证时首先应当对疾病作出相对的阴证或阳证的辨别，其辨识的结果决定了证型的最终倾向。

在确定了疾病整体是属于相对的阴证或阳证之后，即当进一步分辨表里寒热虚实。他指出，临床表现往往是错综复杂的，所言"八纲定性，执简驭繁"也应当辨证地来看，即所谓"八纲辨证，简中有繁"。由于患者的基础代谢情况各有差异，在各种致病因素的作用下，表现出来的临床征象其绝大部分都属于复杂的证候类型，即常说的证候相兼、证候错杂、证候真假的现象。同时，随着机体与致病因素之间反应状态的不断变化，也可表现出证候的不断转化。因此，不能孤立地、静止地看待八纲辨证，既要注意到它们之间的区别，又要将它们相互之间联系起来灵活运用。

（二）脏腑定位，找准靶点

其实，在八纲辨证中就有涉及表里病位的辨别，但朱老认为，对于病位，表里这一层次的识别过于粗糙，八纲辨证后确立的总治则虽然可以避免治疗上原则性的偏差，但要想获得显著的临床疗效，找准治疗的靶点，是至关重要的。朱老在临床中把寻找靶点的重点着眼于脏腑。

他认为，中医的理论博大精深，非常丰富，但对临床而言，脏腑是其核心，脏腑功能活动正常，则"阴平阳秘"，机体呈现为健康状态。反之，脏腑功能活动异常，机体就会表现出相应的病态，脏腑的功能状态与疾病产生发展的全过程密切相关，而药物的吸收、药物疗效的发挥也同样要经过各脏腑的功能活动来实现。找出病变脏腑之所在，是临床辨证非常核心的问题。近代名医秦伯未先生在《谦斋医学讲稿》中有一段这样的描述："中医的理论以脏腑为核心，临床上辨证施治，归根到底都是从脏腑出发……中医对于疾病，主要分为外感和内伤；对于病因，主要分为内、外和不内外因；对于辨证，主要分为八纲、六经、三焦以及卫气营血。所有这些都离不开脏腑……无论是外感和内伤、外因和内因，都是通过脏腑后发生变化，药物的功效也是通过脏腑后才起作用。"由此可见，秦伯未先生在中医辨证中是非常重视脏腑的，这一观点与朱老不谋而合。因此，在中医辨证诊断之时，确定何脏何腑功能发生异常，是认识疾病的基础和着手进行治疗的重要前提。否则，无的放矢，临床疗效必定相去甚远。

 三、主方选经典，配伍多角度，严谨施治

 （一）针对主证，选方经典

朱老认为，经典方剂无不是经过古代医家无数次临床实践后流传下来的，经过了上千年沉淀的经典方剂必然存在其确切的临床疗效，在确定临床证型、着手施治时，当首选经典方剂。朱老所谓的"经典方剂"，范围很广，并不是特指仲景的经方，而是指在各医籍中早有记载，时至今日已成为较为公认的各证型常用代表方或各中医专科常用代表方的这

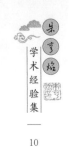

一类方剂，这些方剂也大多是《方剂学》中的重点方剂。他认为，一切从疗效出发，这一类方剂之所以常用，其内在的原因一定是临床使用安全性高、临床疗效确切。正因为如此，这类方剂才可能在不计其数的方剂中被逐渐筛选出来，而这类方剂也往往在其药效、药化、药分及临床验证等方面做过大量的科研，因此，朱老在针对临床主证时尤其喜用这类方剂。

朱老在使用经典方剂时，除部分采用全方录用的方式外，有相当部分的处方多是取意经典方，而非一成不变地全方使用。他注重古方中君药的使用，他认为，在经典方中作为君药来使用，就说明这些药物对治疗该类病证必然具有绝对的疗效，但其他药物的选用，可取其意而不一定要拘泥于其药，临床上可视情况进行适当调整。如他在临床上尤其喜用天麻、钩藤、白芍三味为主药辨治眩晕，其主要源自于古方"天麻钩藤饮"对眩晕的辨治作用，但他并未全方选用天麻钩藤饮组方，而是选用该方的主药天麻、钩藤，配上柔肝的白芍作为辨治各型眩晕的基本方（自拟天麻钩藤白芍汤），在临床运用此方治疗肝肾阴虚，肝阳上亢型的眩晕时，朱老取意天麻钩藤饮，根据自己的临床经验，将方中清热的栀子、黄芩及补肝肾的杜仲、桑寄生替换为知柏地黄丸组方，将活血之益母草替换为丹参，以酸枣仁、柏子仁或龙骨、牡蛎代替朱茯神以安神，组方经其之手，似乎已与天麻钩藤饮相去甚远，但其意却未改变，这正是朱老灵活运用古方之处。

至于方剂的剂量，朱老认为，目前对这一方面的研究主要集中在经方，但由于古今度量衡的差异、炮制方法、药材质量等诸多因素的影响，他认为在临床上应用原方剂量的观点还有许多方面值得探讨。

（二）多重思路，参考配伍

朱老认为，一张处方除了主方至关重要之外，药物的配伍也非常关键。药物的配伍，关系到论治的严谨和临床症状缓解的快慢。在长期的临床实践中，朱老对选药配伍形成了自己的思路，主要包含有4个方面。

一是专症专药思路。他认为，每一位患者前来就诊，多有其不适的症状描述，医者除针对病本进行治疗以外，治疗病标、缓解患者的临床症状，也是临床治疗的重要目的，因此针对一些临床出现的症状，在主方的基础上适当进行专症专药的配伍是非常必要的。二是特色理论指导思路。中医学对许多疾病的辨治理论，多来源于临床实践，各医家在各自擅长的领域，积累了许多丰富的经验，并形成了自己一整套的特色理论，这些理论也成了中医学理论中的重要组成部分，对疾病的治疗具有一定的指导意义，在朱老的处方中就常常涉及如"肥人多痰，瘦人多火""久痛入络""怪病多痰"等特色理论指导下的药物配伍运用。三是民间特色用药思路。朱老自小受中医熏陶，一些民间的经验用药也成为了其临证处方的配伍思路之一。朱老认为，民间的经验用药由于传播的原因，不可能全部收录到正式的方书之中，但与其他用药一样，民间的经验用药一样来自临床实践，其中的临床疗效也是肯定的。因此，在他的处方中常见有诸如鸡胘花、卤地菊、小春花、野麻草、凤尾草、芋环干等民间经验药物的配伍使用。四是参考现代药理研究成果的思路。朱老认为，中医的方剂学有自身的组方规律，通过现代科学研究技术对古方中药效成分进行分析研究，似乎到目前为止，还未取得突破性的进展，但针对某单一中药的药效学研究，其中的许多成果是可以在临床上加以运用的。诸如在他的处方中，常见配伍葛根、丹参等寓有扩张血管之意，配伍连翘、蒲公英等含有消炎之意，配伍何首乌、荷叶用其降脂之意等。

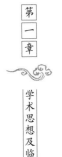

第二节

中医脑病辨治经验

中医脑病是中医学新近命名的一类疾病。它是受西医影响而从西医脑科逐步延伸出来的。它是以中医理论为指导,以各种脑病为主要研究对象,重点阐述中医脑病所属病证的病因病机、证治规律、预后和预防保健的一门临床学科。涉及的主要中医病证有头痛、眩晕、中风、口僻、厥证、脱证、闭证、昏迷、痿证、痉证、癫狂证、郁证、痴呆、健忘、颤证、不寐、多梦、耳鸣、急慢惊风等。中医学中的脑系,包括脑和脊髓及外周神经在内的整个神经系统,是人体进行调控的中心。脑在中医学中的归属,一直存在着争议,《黄帝内经》将其列入奇恒之腑,又说:"心者,君主之官,神明出焉。" 在传统中医理论中,脑的功能分属于五脏之中,特别是心、肝、肾三脏。魂、神、意、魄、志五种意识活动各由五脏所藏,脑的结构和功能的复杂性决定了脑系疾病多为疑难病,治疗也比较复杂。

朱亨焰主任医师从事中医脑病临床科研工作 40 余年,学贯中西,形成了其独特的辨治思路及用药经验。现择其辨治中医脑病的理论及用药经验介绍如下。

 一、脑病从肝论治

朱老总结历代中医文献,结合现代医学对脑的认识,认为针对各种中医脑病的发病原因及发病机制,首先重点考虑从肝论治。朱老在临床上注重探讨肝与脑的相互关系,为其脑系疾病从肝论治奠定了深厚的理论实践基础。

（一）中医学中脑与肝相关的理论

中医对脑系的生理功能可概括为：①感觉认知，包括对外界刺激和机体内部的感知和认识。②主运动。③主记忆，司精神意识思维活动。清汪昂《本草备要》云："人之记性，皆在脑中。"④协调机体的各项功能。脑对机体的调节是以脑主感觉和运动为基础的，这一功能是对脑的各项生理功能的概括。

中医对肝系的生理功能可概括为：①肝主疏泄，与情绪变化有关。②肝主筋，与肌肉运动能力有关。③肝为罢极之本，与运动性疲劳的产生有关。④肝藏血，是提供能量的重要来源。⑤肝协助脾的消化吸收。⑥肝、肾都与性腺功能有关。

脑与肝在生理功能方面相关，共同完成机体的感觉和运动功能。

1. 视觉

视觉是脑感觉功能的重要组成部分，脑对目所看到的事物产生视觉，并成为感知和认识事物的基础。肝开窍于目，肝的经脉上联目系，目的视力有赖于肝气之疏泄和肝血之营养。《灵枢·脉度》说："肝气通于目，肝和则目能辨五色矣。"因此肝的疏泄正常，肝血充足，脑才能通过目系感知事物。

2. 躯体的感觉和运动

感觉是脑对外部世界的反应。肝主筋，为罢极之本，躯体的运动虽与肝有关，却由脑统帅。髓海有余与不足均对运动产生影响。《灵枢·海论》说："髓海有余，则轻劲多力，自过其度。髓海不足……胫酸眩冒……懈怠安卧。"由此可见，躯体的感觉和运动是肝脑共同协同完成的。

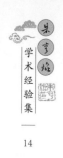

3. 共司机体的情志活动

脑为元神之府，主司人体的精神情志活动。正常的情志活动，有赖于气血的正常运行。肝主疏泄，调畅气机，气为血帅，气机条畅则气血运行通畅，有利于脑主情志功能的发挥。此外，肝藏魂，《灵枢·本神》说："随神往来者谓之魂。"魂是脑主人体精神思维活动的一部分。

4. 肝养脑

肝主疏泄，体阴而用阳，其性升发，使清气上升，营养脑窍；肝藏血，调节血量，当机体处于失血等应激状态时，能保证脑髓得到充足的血液营养。

5. 脑调肝用

机体的所有生理功能都要在脑的支配下协调进行，肝发挥其生理功能也离不开脑的协调作用。

6. 脑与肝的经络相连

"肝足厥阴之脉……上入颃颡，连目系，上出额，与督脉会于巅……"而《素问·空骨论》记载"督脉者……与太阳起于目内眦，上额，交巅上，入络脑……"可见，肝的经脉不仅与目系相连，与脑系也密切相关。脑与肝的经脉的相互联系是脑肝相关的基础。

 （二）脑与肝在病因病机方面相关

1. 病因方面

（1）风：风是脑系疾病的重要病因。风有内风与外风之分，脑系疾病主要与内风相关，又易受外风引动。肝春季当令，风为春天主气，肝的功能失调，机体不仅容易感受风邪，而且容易引动内风，发为脑疾，因此脑系疾病多与肝相关。

（2）火热：内火多由脏腑气血失调，阳气亢盛而成。脏腑气血功能失调多与肝失疏泄，气机不畅有关。火热邪气的致病特点：①为阳邪，其性炎上，多上扰脑窍，出现神明失用的症状。《素问·至真要大论》说："诸躁狂越，皆属于火。"②易生风动血。火热之邪侵袭人体易燔灼肝经，劫耗阴液，使筋脉失养而致肝风内动，表现为神明失用和肢体抽搐。因此，肝风内动是火热之邪犯脑的内在基础。

（3）情志失调：情志活动是脑主意识思维活动的重要内容，肝主疏泄，调畅气机，对保持正常的情志活动具有重要意义。肝的疏泄功能正常，则全身气机条畅，脑主神明的功能正常。若肝的疏泄功能减退或太过，则易受情志刺激，造成气机逆乱，脑失其用而为病。另外，肝在志为怒，怒则气上，怒可使气血上逆，阳气升泄，血随气逆，直犯脑窍而为病。正如《素问·生气通天论》说："大怒则形气绝，而血菀于上，使人薄厥，目盲不可以视，耳闭不可以听，溃溃乎如坏都，汩汩乎不可止。"可见，脑与肝在情志致病方面密切相关。

（4）痰浊、瘀血：肝主疏泄，能调畅气机，肝主疏泄的功能正常，则气机条畅，津血运行正常，痰浊瘀血不会内生；相反则气机逆乱，津液失于输布，血液不循常道，停而为痰、为瘀。痰瘀内生则阻于脑窍经络，出现头痛、头晕、中风、痴呆等脑系疾患。痰瘀内生后，会进一步阻滞气机，影响津血的运行，加重痰瘀，使病情进一步恶化。因此，肝通过影响气机，产生痰浊、瘀血而造成脑系疾患，在痰瘀为患方面也体现了肝脑的相关性。

2.发病季节

脑系疾患多在春秋两季发生，春天肝木当令，阳气升发，气血易上逆犯脑而为患。秋季肺金当令，肺气肃杀，金克木，肝木疏泄之能受到肺金的克制，阳气升发不及，脑窍失养，也易发生脑系疾患。在脑系疾患的发病季节上，体现了肝与脑的相关性。

3.发病特点

脑为真气所聚，受邪则病变广、病情重。《证治准绳》说："盖髓海

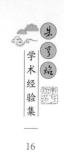
真气所聚，卒不受犯，受邪则死不可治。"脑系疾病多起病急、病情重、变化快，具有风的特点。而肝为风木之脏，受邪发病急骤，变化迅速，因此脑与肝在发病特点上也密切相关。

4. 病机方面

（1）肝阳上亢、肝风内动，是多种脑系疾病最常见的病机。肝脏阴血亏虚，不能潜镇肝阳，则肝阳上亢，进而引动内风，上扰脑窍而为病，是脑系疾病中最常见的病机之一。常见的疾病有头痛、眩晕、中风、痫证等。

（2）肝火上扰，在脑系疾病的发生中比较常见。肝郁而化火，火性炎上，上扰清窍则脑用失司，燔灼肝经，筋脉失养则肢体失用而发病。常见的脑系疾病有头痛、眩晕、中风、痫证、狂证、烦躁及情志异常如善怒、善喜等。

（3）肝气郁结，是多种脑系疾病发生的基础。脑主神明的功能有赖于气血的营养，气机升降正常则脑得气血的营养而不为病；肝气郁结，则气机不畅，脑失所养，脑用失司而为病。脑失所养则失于调节，进一步影响气机。肝气郁结所致的脑系疾病常见的有郁证、不寐、梅核气、脏躁、癫痫等。

（4）肝肾精血不足，脑窍失养，在脑系疾病中也比较常见。常见疾病有头晕、头痛、耳鸣、痴呆等。

（三）脑与肝在临床表现方面相关

脑系疾病的病变范围广泛，症状复杂，但归纳起来主要为神志意识的改变和感觉运动的异常，这两方面都体现着脑与肝的密切关系。

1. 在神志变化方面

神志意识的变化是脑系疾病的主要临床表现，包括两个方面：一为智力水平的下降，如健忘、痴呆；一为意识状态的改变，表现为谵语、嗜睡、昏迷等。肝藏血舍魂，魂是意识思维活动的一部分；血是神志活动的基础，因此神志意识思维的变化也是肝失疏泄，不能藏血舍魂的表现。脑系疾病的患者容易出现情绪的波动和气机的逆乱而表现为肝失疏泄的症状，如卒中后抑郁症的发生即是典型表现，无论病因病机还是治疗方面也多从肝入手。

2. 在感觉运动异常方面

脑司肢体的感觉和运动，脑系疾病多表现为肢体或面目的偏身感觉障碍和肢体运动障碍，肢体的运动障碍则表现为失用和协调不能两个方面。肝主筋，协调机体的运动，因此肢体的感觉和运动异常也是肝主筋失用和协调不能的表现。

（四）现代医学中的脑与肝在诊断方面亦相关

脑系疾病的许多症状、体征通过肝系的病变表现出来，因此，在诊断方面脑与肝也有密切的关系。诊目：肝开窍于目，而目系内连于脑，"神之外候在目"，故脑之精明必外应于目，所以诊目对脑系疾病的诊断具有重要意义。①诊目为辨证提供依据。如目视无光，昏暗眩晕，则多水亏血少，髓海不足或肝肾亏乏。②诊目为判断脑系疾患的病位提供线索。如一侧同向偏盲多为对侧视交叉以上的视束病变。③诊目可判断预后。如双目闭合，口张手撒多为阴阳离决的脱证。肢体感觉运动功能的异常变化是许多脑系疾病诊断的重要线索，通过肢体感觉运动功能的不同表现，可以判断脑系疾患的病位。

从以上几个方面可以看出脑与肝在生理、病理及病因病机等方面都有着密切的相关性，因此，调治肝脏就成为脑系疾病的重要治疗方法。但朱老认为针对脑病的病因病理虽然要注重强调"肝"，但非也只言"肝"，其治疗应当要重视治肝，而不必独责于肝，却又必及于肝。他在长期临床实践的基础上，形成了具有特色的以两种思路为导向、4种治法为主线的总体辨治脑病的经验。两种思路，即一为治肝为主，兼调他脏；一为

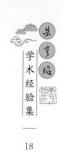
调治五因，必兼治肝。再根据中医"肝"不同的病理特点，总结出了平肝潜阳、泻肝息风、疏肝理气及补益肝肾4种基本治法，并根据具体疾病的性质及轻重缓急，在临床中灵活运用4法。

1. 平肝潜阳法

脑病多有"阳易亢"的特点，在《黄帝内经》中就有许多描述。如《素问·生气通天论》中说："阳气者，大怒则形气绝，而血菀于上，使人薄厥，目盲不可以视，耳闭不可以听，溃溃乎如坏都，汩汩乎不可止。"《素问玄机原病式五运生病篇》在分析眩晕病时也指出："风火皆属阳，多为兼化，阳主乎动，两动相搏，则为之旋转。"火性炎上，唯风上巅，提示了脑病病因大多与风、火相关。如上所述，这风、火又多与肝脏相关，如素体阳胜、肝阳上亢；或因长期忧郁恼怒，气郁化火，使肝阴暗耗，风阳升动，上扰清空；或由素体阴虚，水不涵木，复因情志所伤，肝阳暴动，引动心火，风火相煽，气血上逆，遂至卒中昏迷；另有嗜酒肥甘，聚湿生痰，痰因火动，上扰清阳之府者。凡此实火、虚火、痰火、风火等上扰所致的头痛、眩晕、失眠、中风等病，均可选用平肝潜阳为其治疗大法。朱老认为平肝与潜阳不可分、潜阳与育阴不可分，故常选自拟天麻钩藤白芍方为基本方进行加减化裁治疗。

2. 泻肝息风法

泻肝息风法多应用于形体较壮实者。若肝郁而化火，火性炎上，上扰清窍则脑用失司，燔灼肝经，筋脉失养则肢体失用，常表现为头痛、眩晕、中风、痫证、狂证、烦躁及情志异常如善怒、善喜等。且因福建福州地处东南沿海，气温偏高，湿度较大，临床上常可见伴有口苦口臭、大便秘结、舌苔厚腻等症状的痰热偏盛患者，故朱老运用此法时多选龙胆泻肝汤或温胆汤或礞石滚痰丸等作为基础方进行化裁治疗。

3. 疏肝理气法

肝气郁结，则气机不畅，脑失所养，脑用失司而为病。脑失所养则失于调节，进一步影响气机而引发郁证、梅核气、脏躁、癫痫等。应用疏肝法的患者，大多表现为主诉较多，对病情十分担忧，反复询问预后情况，平素性格多思多虑，喜太息，舌淡红或红苔薄，脉弦等。朱老认为此类患者多肝郁日久，易化火伤阴，故常以丹栀逍遥散为基本方加减化裁治疗。

4. 补益肝肾法

肝肾精血不足，脑窍失养，脑为髓之海，脑窍失养，髓海充盈不足，则脑转耳鸣，胫酸眩冒，目无所见，懈怠安卧，而出现头晕、头痛、失眠、耳鸣、痴呆等病证。朱老运用此法则多在地黄丸系列方中进行随证化裁使用。

5. 理气活血法

理气活血法主要应用于伴有肢体感觉或活动障碍的老年脑病患者，如中风、颤证、痿证等患者。朱老认为，老年脑病的局部病位在于脑，若兼见肢体感觉或活动障碍，多属病情较重者。老年气虚，若病程较长，应考虑到久病多瘀，气血运行常受到严重影响，此时理气活血法应当放到首要位置，故多选用血府逐瘀汤合补阳还五汤为基本方进行加减治疗。

 二、临床用药配伍特点

朱老根据老年脑病的特点，经过长期的临床实践，在临证处方的配伍上，尤其喜用虫类药，并酌加顾护脾胃之品。

叶天士曾言："病久则邪风混处其间，草木不能见其效，当以虫蚁疏络逐邪。"朱老辨治老年性脑病时喜欢配伍使用一些虫类药。他认为，虫类药多为血肉有情之品，最具走窜之性，为搜风通络之良药，善治风

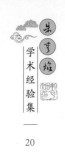
痰瘀之顽疾，疗效独特，常非草木类药物所能及。而老年脑病病程较长，多为疑难顽症，病标多有风痰瘀作祟，临证处方时应适当配伍使用虫类药，常能收到奇效。因此，其在临证辨治偏头痛、血管性痴呆、血管性眩晕、癫痫等老年脑病时，常配伍使用全蝎、蜈蚣、地龙、僵蚕等虫类药，每可获得良效。

另一方面，朱老认为，脾胃作为后天之本、气血生化之源，对于老年人而言，具有非常重要的意义，因此他在处方用药时尤其强调顾护脾胃，而不喜过用苦寒之剂。若因病情需要确当使用苦寒之剂时，他也会时时注意到药量及疗程的控制，并适法配伍一些醒脾健胃之品，如砂仁、木香、白术、茯苓等品，以时时顾护脾胃为要。

第二章 医案集

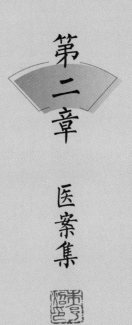

第一节

眩晕

眩指眼花或眼前发黑，晕指头晕或感觉自身或外界景物旋转，二者常同时并见，故统称为"眩晕"。轻者闭目即止；重者如坐车船，旋转不定，不能站立，或伴有恶心、呕吐、汗出，甚则昏倒等症。

眩晕是临床常见症状，可见于西医的多种疾病。如梅尼埃病征、高血压病、低血压、脑动脉硬化、椎-基底动脉供血不足、贫血、神经衰弱等疾病。

病因主要有情志不遂、年高肾亏、病后体虚、饮食不节、跌扑损伤、瘀血内阻等多方面；病机不外虚、实两端。虚者为髓海不足，或气血亏虚，清窍失养；实者为风、火、痰、瘀扰乱清空。本病的病位在头窍，病变脏腑与肝、脾、肾三脏相关，风、火、痰、瘀是眩晕病的常见病理因素。

📖 病案举例

◆ **病案一**

郑某，女，58岁

初诊主诉：反复头晕、头痛5个月。2天前无明显诱因头晕、头痛症状加剧，伴恶心欲呕，视物旋转，起床时眩晕尤甚，口干不苦，纳减，时有腰膝酸楚不适，二便尚可，夜寐鼾音梦多。舌尖红苔黄厚浊偏干，脉弦。既往颈椎病史。经颅多普勒（TCD）检查示脑血管顺应性降低，双侧大脑动脉血流不对称。

处方 (3剂)	天　麻 9g	钩　藤 15g	白　芍 12g
	石决明 20g（先煎）	珍珠母 15g（先煎）	鸡苓花 15g
	甘　菊 9g	葛　根 9g	丹　参 9g
	琥　珀 5g（冲服）	小春花 15g	龙牡各 30g（先煎）
	远　志 9g	半　夏 9g	竹　茹 15g

二诊： 诉药后眩晕症减，仍伴恶心感，晨起口干明显，舌脉同上。

处方 (4剂)	知　母 9g	黄　柏 9g	山茱萸 9g
	淮山药 15g	泽　泻 9g	牡丹皮 6g
	天　麻 9g	钩　藤 15g	白　芍 12g
	葛　根 9g	丹　参 9g	蔓荆子 9g
	远　志 9g	龙　齿 15g（先煎）	五味子 9g

三诊： 诉二诊药后头晕及头痛症减明显，无其他不适主诉，舌尖红苔中后部黄厚，脉弦。

处方	守二诊方加黄芩 9g、黄连 5g、小春花 15g、茯苓 9g、白术 9g，予 5 剂继服。1 周后随访症愈。

此例的诊疗过程体现了朱老在临证时对眩晕辨治的经典思路。患者因头晕、头痛突然加剧就诊，朱老首诊以"治肝为主，兼调他脏"为主思路，选用平肝为主法立方，配伍化痰之品进行施治。药有小效之后，二诊即以"调治五因，必兼治肝"为大方向，改以知柏地黄丸组方加味，同时佐以平肝之品。三诊见疗效肯定，守方加味，同时虑及脾胃而酌加顾护脾胃之品，前后三诊的总体辨治思路清晰，法当方宜，疗效显著。

◆ **病案二**

陈某，男，67 岁

初诊主诉： 反复头晕 1 年余，近 1 个月来头晕加剧，行走或站立时尤甚，伴耳鸣，时有喘促，下肢酸软无力，夜尿频多，时大便秘结，心烦，

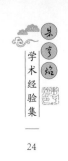

口干明显，寐差。舌红苔光少，脉弦细略数。2008 年 12 月福建省立医院复查颅脑磁共振成像（MRI）示腔隙性脑梗死，轻度脑萎缩，部分鼻窦炎，乳突炎；双侧颈动脉彩超检查示双侧颈动脉粥样硬化声像改变伴斑块形成。

处方（7剂）	知　母 9g	黄　柏 9g	山萸肉 9g
	生熟地各 20g	泽　泻 9g	茯　苓 9g
	天　麻 9g	钩　藤 15g	白　芍 12g
	牛　膝 9g	桑寄生 15g	夜交藤 15g
	桔　梗 9g	龙　牡各 30g（先煎）	赤　芍 9g
	丹　参 9g	地　龙 6g	火麻仁 15g

二诊：诉药后头晕症稍减，大便稍畅，仍感耳鸣，下肢酸软无力，口干，寐欠佳，舌脉同上。

继服上方加麦冬 9g、砂仁 4.5g（后入），予 7 剂继服。1 周后随访，头晕等诸症改善明显，嘱其可守方继服，后未见再诊。

 该患者以头晕为主诉就诊，病程长达 1 年多，伴见耳鸣、下肢酸软、夜尿频多、口干、舌红苔光少等症，朱老考虑证属肾阴不足，肝阴失于滋养，肝风上扰而致，故首诊即从肝肾着手，滋肾阴、息肝风，方选知柏地黄丸合自拟天麻钩藤白芍方二者合方加味治疗。因患者近日头晕加重，症状明显，故方中加龙骨、牡蛎以加强平肝潜阳之力以助息风安神；同时配用桔梗，旨在与牛膝配伍，二者一升一降，调理气机；酌加赤芍、丹参，意在凉血活血，并用虫类药地龙以清热息风、通络，兼平喘促。服 7 剂药后已有小效，辨治思路不变，守方加味，配伍麦冬养胃阴，砂仁健行脾气。此例治疗以肝肾为本，滋阴息风，兼调气血，同时顾护脾胃，是朱老辨治老年脑病的典型案例。辨治过程思路清晰，标本兼顾，配伍得当，疗效显著。

◆ **病案三**

郑某，女，33 岁

初诊主诉：反复头昏 1 年余，尤其空腹明显，伴视物模糊、记忆力减退、精神较差。平素常易出汗，近 3 个月来月经量偏少，色暗淡，无血块。舌色偏淡红苔薄白，脉细。

处方（7剂）	山茱萸 9g	生熟地各 20g	淮山药 15g
	泽 泻 9g	茯 苓 9g	白 芍 12g
	太子参 15g	黄 精 15g	黄 芪 30g
	枸杞子 15g	当 归 6g	甘 草 3g

二诊：诉上药服后头昏较前改善，时有心悸、心慌感，月经量仍偏少，舌脉同前。

处方	同上方加白术 9g、菟丝子 15g，服 14 剂。

后随访患者，自予二诊方反复服用半年有余，头昏基本好转，月经量较前有增加。

 按 年轻女性，出现头昏，易汗出，月经量少，可考虑为血气亏虚。但本例中患者视物模糊且记忆力减退，肝开窍于目，肾藏精，精生髓，髓聚而为脑，可见患者已病及肝肾，当证属肝肾不足、气血亏虚，故朱老以六味地黄加减化裁。去其牡丹皮，恐其过于寒凉，配以黄精、枸杞、菟丝子调补肝肾，以太子参、黄芪、白术、当归益气养血。患者遵医嘱，服药半年有余，头晕诸症均有缓解。

◆ **病案四**

刘某，女，38 岁

初诊主诉：头晕伴耳鸣 10 余日。近日因工作繁忙，且常加班熬夜后开始出现头部晕沉感伴耳部鸣响，似蝉鸣叫，时断时续，疲劳后明显加剧。无恶心呕吐，无视物旋转，无听力下降。未予特殊处理，但头晕及耳鸣逐渐加重，疲劳感明显，口淡无味，纳差，寐不香，二便尚调。舌红苔黄，脉细弦。

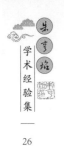
处方（7剂）	知　母 9g	黄　柏 9g	山萸肉 9g
	生熟地各 20g	淮山药 15g	泽　泻 9g
	茯　苓 9g	磁　石 6g（先煎）	朱砂冬 9g
	紫石英 15g（先煎）	水　蛭 5g	姜　黄 9g
	牛　膝 9g	小春花 15g	

二诊： 诉服用上药后仍有头部沉重感、耳鸣，但睡眠较前改善，胃纳仍稍差。舌红，苔薄黄，脉细弦。

| 处方 | 同上方加龙胆草 9g、竹茹 15g，服 7 剂。 |

三诊： 诉二诊药后头晕稍有减轻，仍有耳鸣，睡眠有反复，胃纳稍好转，舌脉基本同前。

| 处方 | 同二诊方加蝉蜕 6g、酸枣仁 30g、柏子仁 15g，服 7 剂。 |

四诊： 诉药后头重较前改善，仍有耳鸣，胃纳稍好转，夜寐时有反复，舌红苔薄黄，脉细弦。

处方（7剂）	磁　石 6g（先煎）	朱砂冬 9g	代赭石 9g（先煎）
	水　蛭 5g	丹　参 15g	牛　膝 9g
	知　母 9g	黄　柏 9g	山萸肉 9g
	生地黄 20g	淮山药 15g	泽　泻 9g
	桂　枝 6g	白　芍 12g	蝉　蜕 6g
	僵　蚕 9g	首乌藤 15g	

药后随访，耳鸣减，寐改善。

朱老辨治头晕耳鸣之症，多考虑为虚实夹杂。因肝肾之阴不足，不能涵养肝木，致风木上扰清窍，而现头晕、耳鸣之症。此例患者首诊时以知柏地黄汤为主，佐以磁石、紫石英、小春花以清肝平肝，共奏滋肝肾之阴、清相火妄动之功。方中配以水蛭、牛膝以活血通经、引血下行，有"治风先治血，血行风自灭"之意。妙用一味姜黄，性辛温，归肝、脾经，活血行气二者兼施，使全方滋阴清热而不郁滞气血。二诊思其头沉重当有湿邪，遂加龙胆、竹茹以加强祛湿之力。寐欠佳者，多责之于心，遂辨治中酌加酸枣仁、柏子仁、首乌藤以养心安神，神安则寐，寐则阳得入阴，不再上扰清窍，而助头晕耳鸣渐愈。

◆ **病案五**

王某，男，64 岁

初诊主诉：头晕伴耳鸣 7 年余。缘于 7 年前无明显诱因出现头晕，伴时有耳鸣，无恶心呕吐，自觉听力有下降。曾在外院给予中药口服及丹参注射液等活血化瘀药输液，自觉疗效欠佳，症状未见明显好转。时有口干口苦，多梦，纳可，二便尚可。既往体健。舌淡红苔薄，脉弦。测血压 120/80mmHg。

处方 （4 剂）	磁　石 6g（先煎）	朱砂冬 9g	紫石英 15g（先煎）
	桃　仁 6g	红　花 3g	当　归 6g
	赤白芍各 9g	川　芎 9g	生地黄 20g
	牛　膝 9g	地龙干 9g	蝉　蜕 6g
	连　翘 9g	水　蛭 5g	小春花 15g
	茯　苓 9g	夜交藤 15g	酸枣仁 30g
	龙　齿 9g（先煎）		

二诊：诉药后症状明显减轻，舌脉同上。继续守方治疗。

朱老辨治老年耳鸣患者，喜用磁朱丸组方化裁。此例患者病程长，久病有瘀，虽在外院已用过丹参注射液未见明显疗效，但仍不应就此排除中药的活血化瘀之法，同时在此方中配有地龙、蝉蜕、水蛭等虫类药，也是朱老辨治中常用之品。此案中所选取的处方用药是朱老辨治头晕耳鸣的特色思路方法之一。

◆ **病案六**

吴某，女，48 岁

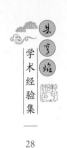

初诊主诉： 耳鸣伴头晕半年。诉半年前无明显诱因出现耳鸣，伴头晕，自觉颈部转动时头晕症状加剧，听力下降，发作程度严重时伴有恶心呕吐，4月初曾至福建省立医院就诊，诊为"梅尼埃病"，经西药治疗后症状有减轻，但停药后症状复作，遂求治中医。辰下头晕，耳鸣，听力下降，时有恶心呕吐，寐差，颜面痤疮样损害，无明显口干口苦，纳呆，二便尚可。既往有颈椎病史。舌淡红苔薄，脉弦。测血压 130/90mmHg。

处方 (4剂)	天 麻 9g	钩 藤 15g	赤白芍各 9g
	鸡苓花 15g	杭白菊 9g	葛 根 9g
	丹 参 9g	地龙干 9g	竹 茹 15g
	陈 皮 6g	半 夏 9g	蝉 蜕 6g
	僵 蚕 9g	酸枣仁 30g	柏子仁 15g

二诊： 诉服上药后头晕症状及睡眠改善明显，仍有耳闷堵感，舌脉同前。

处方 (3剂)	天 麻 9g	钩 藤 12g	白 芍 12g
	葛 根 9g	丹 参 9g	石决明 20g（先煎）
	珍珠母 15g（先煎）	姜 黄 9g	水 蛭 5g
	车前子 15g	山萸肉 9g	生熟地各 20g
	牛 膝 9g	僵 蚕 9g	酸枣仁 30g
	柏子仁 15g	夜交藤 15g	

 朱老认为头晕、耳鸣等症多因肝风上扰而致，同时患者有明显的颜面痤疮样损害，为痰热之象，首诊即以平肝清痰热入手，药后头晕症等有所改善。二诊加重治肾之品以滋水涵木，并配以姜黄、水蛭以通耳窍。本例的辨证思路及用药是朱老辨治眩晕、耳鸣的非常常见的一种风格。

◆ **病案七**

孙某，女，28岁

初诊主诉： 头晕3天。诉3天前开始出现头晕，伴恶心感，时胃脘不适，嗳气，月经不调，曾2月未潮，本次月经延后1周，今日来潮。平素怕冷，凉食易出现肠鸣矢气，纳可，二便尚可。既往曾有人工流产史3次。舌淡红苔薄，脉细小。

处方（4剂）	党　参 30g	白　术 9g	茯　苓 9g
	陈　皮 6g	半　夏 9g	竹　茹 15g
	淮山药 15g	天　麻 9g	钩　藤 15g
	甘　草 3g		

二诊：诉服上药后效佳，头晕症状明显减轻。诉平素月经常延后，量少，有血块，性情时急躁，舌淡红苔薄微黄，脉细小。

处方（7剂）	太子参 15g	茯苓 9g	白术 9g
	陈皮 6g	半夏 9g	当归 6g
	生熟地各 20g	白芍 12g	川芎 9g
	柴胡 9g	枸杞子 15g	山萸肉 9g

 此例年轻患者初诊即以头晕为主诉，伴怕冷胃寒、月经不调等症，故考虑多因虚而致，治以补益脾气为主，酌加息风之品，疗效显著；二诊以调经为目的，结合病史，当为气血不足之证，以八珍汤为基本方，因舌象转黄，改党参为太子参，加上补血之品，酌加行气之柴胡及枸杞子、山萸肉等补肾之品。

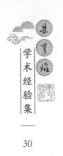

中 风

中风是以猝然昏仆，不省人事，半身不遂，口眼歪斜，言语不利为主症的病证，病轻者可无昏仆而仅见半身不遂及口眼歪斜等症状。病因多在内伤积损的基础上，复因劳逸失度、情志不遂、饮酒饱食或外邪侵袭等触发，引起脏腑阴阳失调，血随气逆，肝阳暴涨，内风旋动，夹痰夹火，横窜经脉，蒙蔽神窍，而引发猝然昏仆、半身不遂诸症。病理性质多属本虚标实。肝肾阴虚，气血衰少为致病之本，风（肝风、外风）、火（肝火、心火）、痰（风痰、湿痰）、气（气逆、气滞）、瘀（血瘀）为发病之标，两者多互为因果。急性期病情较危重，需积极抢救多可使病人脱离危险，神志渐趋清醒，但因肝肾阴虚，气血亏损未复，风、火、痰、瘀之邪仍留滞经络，气血运行不畅而仍留有半身不遂、口歪或不语等后遗症。

病案举例

◆ 病案一

方某，女，76岁

初诊主诉： 右侧肢体无力1年。诉刻下便秘数月，多处诊治未见好转，大便质硬，难以自排，需借助手，3~5日1行，甚至1周1行。伴失眠，难以入睡，情绪焦虑，耳鸣，头胀，肢凉，纳呆。舌暗苔中黄，脉弦数。测血压180/80mmHg。既往脑梗死病史，中风家族史（祖母）。

处方 （7剂）	牡丹皮 6g	山栀子 9g	柴　胡 9g
	当　归 6g	白　芍 12g	云茯苓 9g
	白　术 9g	郁　金 9g	佛　手 9g
	茯　神 15g	柏子仁 2g	酸枣仁 20g
	玄　参 15g	麦　冬 15g	川厚朴 6g
	枳　壳 9g	大　黄 6g（后下）	芒　硝 9g（冲）
	生地黄 20g	龙　齿 15g（先煎）	龙胆草 9g
	黄　芩 9g		

二诊：诉便能排，测血压 142/78mmHg，复上方去芒硝，加紫石英 15g（先煎），服 7 剂。

三诊：诉便秘、睡眠改善，仍复上方，加地龙干 9g、肉苁蓉 15g、决明子 15g、火麻仁 15g，服 7 剂。

四诊：诉大便时须用力排，睡眠自觉欠佳（丈夫诉可），偶有头晕，时右上肢麻木，纳仍少。舌脉同前。

处方 （7剂）	柴　胡 9g	白　芍 12g	枳　壳 9g
	延胡索 9g	川楝子 9g	川厚朴 6g
	大　黄 9g（后下）	肉苁蓉 15g	决明子 15g
	火麻仁 15g	郁　金 9g	佛　手 9g
	柏子仁 20g	酸枣仁 20g	野菊花 9g
	地龙干 9g	甘　松 20g	徐长卿 15g
	路路通 9g	龙　骨 30g（先煎）	牡　蛎 30g（先煎）

五诊：诉药后大便改善，睡眠自诉欠佳，头胀麻，双下肢无力。

处方 （7剂）	黄　芪 30g	当　归 6g	赤　芍 9g
	白　芍 9g	地龙干 9g	水　蛭 5g
	桃　仁 6g	生地黄 20g	徐长卿 15g
	牛　膝 9g	大　黄 9g（后下）	肉苁蓉 15g
	决明子 15g	火麻仁 15g	川厚朴 6g
	柏子仁 20g	酸枣仁 20g	天　麻 9g
	钩　藤 15g	僵　蚕 9g	珍珠母 15g（先煎）
	夏枯草 15g		

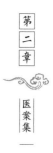

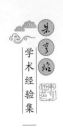
六诊：以上诸症均减，情绪波动大，便秘与精神因素有关，继服上方，去僵蚕，加柏子仁15g、郁金9g、佛手9g。

七诊：诉睡眠时间较前延长，排便好转，右下肢沉重伴麻木，口唇痒，继续予六诊方加减行康复调理。

处方 （7剂）	黄　芪 30g	当　归 6g	赤　芍 12g
	白　芍 12g	地龙干 9g	菟丝子 15g
	柏子仁 15g	酸枣仁 15g	大　黄 6g（后下）
	火麻仁 15g	肉苁蓉 15g	决明子 15g
	冬瓜仁 15g	瓜蒌仁 15g	黄　精 15g
	茯　神 15g	山萸肉 12g	郁　金 9g
	紫石英 15g（先煎）	杭白菊 9g	

患者年事已高，有脑梗病史，右侧肢体无力，应为本虚之象，而辰下以便秘为主诉，伴有失眠、焦虑之症，可见标实之症当先处置为宜，故首诊方选丹栀逍遥散组方化裁，以疏理肝胃气机，配以龙胆、黄芩增强清利肝胆湿热之力；以大承气汤通腑泄热，急下存阴，配以增液汤滋阴润燥、增水行舟，共缓标实之症。待便秘内热之症缓解，去寒凉之牡丹皮、栀子，以防其郁遏脾阳；去芒硝改以小承气加决明子、火麻仁轻下腑实；肉苁蓉温阳通便，以防腑实复结，酌加甘松、柏子仁、酸枣仁、龙骨、牡蛎养心敛神，改善睡眠，休养生息，以利于机体康复。该案病机虚实夹杂，错综相兼，肝风上扰，经络阻滞，病久夹瘀，气血亏虚，故可酌情配伍天麻、钩藤、珍珠母、菊花、夏枯草等品平肝息风，地龙、水蛭、僵蚕等虫药搜风通络，牛膝引血下行，康复调理期更可重用黄芪，配伍少量当归补益元气，使气旺血行以治气血亏虚之本，祛瘀通络以治瘀血阻络之标，补气而不壅滞，活血而不伤正。

◆ **病案二**

林某，男，60岁

初诊主诉： 右侧上肢乏力3月余。既往有2型糖尿病病史2年。3月前突发昏迷，急送至医院后考虑急性低血糖反应，予静脉注射高渗葡萄糖后苏醒，但遗有右侧肢体活动不便利，尤其是右手指活动不灵活。曾查头颅MRI示双侧额顶叶多发腔隙性脑梗死，脑萎缩；颈动脉彩超示右侧颈总动脉阻力指数增高。辰下右手活动欠灵活，偶有口干，纳寐尚可，二便调。舌苔薄白，脉沉。测血压140/90mmHg。

处方 （7剂）	黄 芪 30g	当 归 6g	赤白芍各 9g
	地龙干 9g	水 蛭 5g	姜 黄 9g
	王不留行 9g	黄 精 15g	女贞子 15g
	牛 膝 9g	玉米须 20g	

二诊： 诉右手活动仍欠灵活，口干稍缓解，舌脉同前。

处方	同上方加路路通9g，共7剂

三诊： 诉右手仍活动不灵，但近3日感口干较前加重，余无特殊不适。舌淡红苔薄黄微腻，脉沉弦。

处方	同二诊方加黄柏9g、苍术6g，服5剂。

 此例患者因低血糖反应引发急性多发腔隙性脑梗死，遗有右侧上肢乏力，活动不灵，属中医中风病——中经络范畴，朱老考虑系气虚血瘀证，故选补阳还五汤方加减。方中重用生黄芪，大补脾胃中气治病求本，使气旺血行，祛瘀而不伤正。当归、白芍长于活血，兼能养血，化瘀而不伤血，为臣药。佐以赤芍、水蛭、姜黄，行气破瘀，疏通经络，以防补气太过阻滞气机；地龙、王不留行性善走窜，长于通络，与生黄芪配合，增强补气通络之力，使药力能周行全身。肾水亏损不能滋养肝木，或肝阴不足，阴不潜阳而导致肝阳偏旺，而至肝风内动，黄精、女贞子滋补脾肾，同补先、后天，润燥生津，加之牛膝补肝肾、强筋骨，引药下行，以防亢阳。

头　痛

　　头痛是临床常见的自觉症状，可单独出现，也可见于多种疾病的过程中。在《素问·风论》中称之为"首风""脑风"，并指出外感与内伤是导致头痛发生的主要病因。

　　头为"诸阳之会""清阳之府"，又是髓海之所在，居于人体之最高位，五脏精华之血，六腑清阳之气皆上注于头，手足三阳经亦上会于头。若六淫之邪上犯清空，阻遏清阳；或痰浊、瘀血痹阻经络，壅遏经气；或肝阴不足，肝阳偏亢；或气虚清阳不升；或血虚头窍失养；或肾精不足，髓海空虚，均可导致头痛的发生。

📖 病案举例

◆ 病案一

　　杨某，男，60岁

　　初诊主诉： 反复偏侧头痛10余年。诉10余年前无明显诱因出现反复偏侧头痛发作，伴记忆力减退，性情急躁，时有头晕、口苦、肢体麻痹感，纳可，二便尚可。既往患有酒精性肝硬化病史，且系慢性乙型肝炎病毒携带者。舌红边暗苔厚偏干，脉弦。测血压120/90mmHg。

处方 （4剂）	桃　仁6g	红　花3g	当　归6g
	川　芎9g	柴　胡9g	牛　膝9g
	枳　壳9g	白　芍12g	丹　参9g

天　麻 9g	钩　藤 15g	葛　根 9g	
细　辛 3g	蔓荆子 9g	紫石英 15g（先煎）	
夜交藤 15g			

二诊：诉药后头晕、口苦、肢体麻木感明显减轻，仍有头痛。舌红边暗苔厚偏干，脉弦。仍守上方 7 剂治疗。

后回访：诸症较前明显改善。

患者头痛病程较长，朱老认为久病多有瘀血。头痛在侧，病在少阳，肝与胆互为表里，且既往有酒精肝及慢性乙肝病史，易肝失条达而见性情急躁，胆汁疏泻失常则见口苦，肝风内动则头晕，舌色暗为瘀血之征，故选用血府逐瘀汤加味平肝息风之品。药后部分症状改善明显，可见药证相对，继续守方治疗。

◆ **病案二**

王某，女，67 岁

初诊主诉：反复头痛数年。诉数年前无明显诱因出现反复头痛，双侧为主，偶伴头晕，视物模糊，听力下降，无耳鸣、视物旋转，无明显口干、口苦，纳尚可，二便正常，寐安。既往患有慢性胃炎及高血压多年。舌红苔黄腻，脉弦。测血压 124/80mmHg。

处方（7 剂）			
	龙胆草 9g	黄　芩 9g	当　归 6g
	栀　子 9g	泽　泻 9g	柴　胡 9g
	生地黄 20g	车前子 15g	蜈　蚣 1 条
	小春花 15g	牡丹皮 6g	葛　根 9g
	丹　参 9g	白茅根 15g	细　辛 3g
	蔓荆子 9g	甘　草 3g	天　麻 9g

朱老在临床上遇到舌苔黄腻的患者，在辨证处方时多首先考虑清湿热。其认为湿热一证，可变生多种症状，又很难清除，因此在考虑组方时多选用龙胆泻肝汤为基础方，再配伍天麻、钩藤、小春花等平肝之品。中医辨治疾病思路有一个重要的特点在于对人体本身的调节，而不单纯在于病的本身。

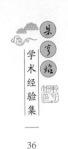

◆ **病案三**

黄某，女，40岁

初诊主诉： 反复头痛4年余。诉4年前无明显诱因出现头痛，呈刺痛样，无固定部位，夏季多发作，平素喜太息，思虑较多，纳可，二便正常，寐尚安。既往曾有心肌炎病史。舌红苔黄腻，脉弦。

处方（7剂）	龙胆草9g	黄　芩9g	当　归6g
	栀　子9g	泽　泻9g	柴　胡9g
	生地黄20g	天　麻9g	钩　藤15g
	细　辛3g	蔓荆子9g	僵　蚕9g
	石菖蒲15g		

二诊： 诉服上药后头痛症状稍缓解，仍时有发作，舌脉同上。

处方	同二诊上方加夜交藤15g、全蝎3g，共7剂。

三诊： 诉二诊药后头痛减轻，程度缓解明显，诉时有心悸，口臭，舌淡红苔厚浊黄白，脉弦。

处方	处方：继复三诊方去天麻、钩藤、石菖蒲，加远志9g、白芷9g、磁石6g（先煎），共7剂。

后患者以他病就诊，自诉药后头痛症状基本痊愈。

 本例头痛证，虽然病程久，头痛呈刺痛样，但朱老却不从瘀而治，而将辨证重点选在舌苔黄腻，结合喜太息、思虑多的特点，选择从肝经湿热入手，用龙胆泻肝汤化裁治疗。二诊、三诊均守方而治，最终疗效甚好。可见临证辨治，需对临床征象进行适当取舍，找准辨证要点，才能收取良效。

◆ **病案四**

彭某，男，43岁

初诊主诉： 头痛1周，以双侧头部为著，呈跳痛感，阵发性，症状加剧时有恶心，伴口干、口苦，身痛，夜睡欠佳，二便尚调，曾行头颅CT检查示无异常。舌质红苔黄，脉弦。神清，测血压100/80mmHg，心肺体检阴性，神经系统检查示无异常。

处方（7剂）	龙胆草9g	黄　芩9g	当　归6g
	栀子9g	泽　泻9g	柴　胡9g
	生地黄20g	夜交藤15g	全　蝎3g
	细　辛3g	蔓荆子9g	川　芎6g
	白　芷9g	酸枣仁30g	柏子仁15g

二诊：诉服完上药后头痛好转，但近2日感颈项部转动不利，僵直感，仍有口干、口苦，夜寐仍较差，纳可，二便调。舌质淡红苔黄，脉弦。

处方（7剂）	葛　根9g	丹　参9g	细　辛3g
	蔓荆子9g	白　芷9g	牛　膝9g
	珍珠母15g（先煎）	制川草乌各6g	路路通9g
	夜交藤15g	生地黄20g	

本例患者同样舌红苔黄明显，故考虑系肝胆经实火上炎所致。治宜清肝胆实火。方中龙胆草大苦大寒，能上清肝胆实火，泻火除湿，两擅其功，切中病情，故为方中君药。黄芩、栀子两药苦寒，归经肝胆三焦，泻火解毒，燥湿清热，用以为臣。泽泻，导湿热下行从水道而去，使邪有出路则湿热无留。然肝为藏血之脏，肝经实火，易伤阴血，所用诸药又属枯燥渗利伤阴之品，故用生地黄、当归、川芎养阴，补血活血，使驱邪而不伤正。肝体阴用阳，性喜疏泄条达而恶抑郁，火邪内郁，肝气不舒，用大剂苦寒降泄之品，恐肝胆之气被抑，故又用柴胡疏畅肝胆，并能引诸药归于肝胆之经，且柴胡与黄芩相合既解肝胆之热，又增清上之力。加之白芷、蔓荆子祛风、通窍、清利头目，酸枣仁、柏子仁养心安神。泻中有补，降中寓升，祛邪而不伤正，泻火而不伐胃，配伍严谨，诚为泻肝之良方，使火降热清，湿浊得消，循经所发诸症，皆可相应而愈。

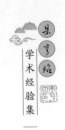

◆ **病案五**

黄某，女，31 岁

初诊主诉：头痛 10 天。10 天前疲劳后开始出现头痛，两侧为主，阵发性跳痛，伴口干苦，性情较急躁，心烦。无恶心呕吐、无畏冷发热、无颈项强直等，纳可，寐差，二便尚可。舌苔薄白，脉弦细。既往有类似发作史。

处方（3 剂）	天　麻 9g	钩　藤 15g	白　芍 12g
	珍珠母 15g（先煎）	细　辛 3g	蔓荆子 9g
	川　芎 9g	白　芷 9g	地龙干 9g
	夜交藤 15g	僵　蚕 9g	远　志 9g

二诊：诉药后头痛较前稍好转，但夜间仍较明显，多于夜间 7~8 点易发生，口干，影响睡眠，二便调。舌尖偏红苔薄白，脉弦。

拟同前方加小春花 15g、酸枣仁 30g、柏子仁 15g、牛膝 9g，服 5 剂。

三诊：诉上症较前有改善，但常反复发作，疲劳或生气后易出现，且常伴有口干苦，喜多饮水，近几日大便偏干，日 1 行，小便正常，夜寐仍较差。舌苔薄白，脉弦。

处方（5 剂）	天　麻 9g	钩　藤 15g	赤白芍各 9g
	细　辛 3g	蔓荆子 9g	白　芷 9g
	川　芎 9g	珍珠母 15g（先煎）	葛　根 9g
	牛　膝 9g	远　志 9g	夏枯草 15g
	柏子仁 15g		

按 头为诸阳之会，风邪外袭，循经上犯头部，阻遏清阳之气，故头痛。若风邪稽留不解，头痛久而不愈者，其痛或偏或正。该患者平素性急躁，常口干苦，故朱老考虑其素体肝阳偏亢，肝为风木之脏，肝肾阴亏，肝阳偏亢，甚则阳亢化风。方中川芎善治少阳、厥阴经头痛，白芷善治阳明经头痛，细辛散寒止痛，并长于治少阴经头痛，三药合用，驱散外风。天麻、钩藤平肝息风，

平息内风，故外风、内风可解，配以白芍、珍珠母益阴潜阳、镇肝息风，蔓荆子疏散风热、清利头目，僵蚕、地龙息风止痛。肝所主的情志是神的重要组成部分，心神往往易受情志因素的影响，根据母病及子的原则，肝气易于亢逆，扰犯心经，灼伤心脉，则睡卧不宁，加用夜交藤、远志宁心定志。

◆ **病案六**

李某，女，49岁

初诊主诉： 反复头痛5年余，多在头顶部，疲劳后易发，抽掣性，伴双手麻木不适。无头晕，无恶心、呕吐，无口干、口苦。曾行头颅CT检查无异常，既往患有颈椎病。辰下纳差，夜寐多梦，二便尚调。舌苔薄白，脉沉。测血压110/70mmHg。

 处 方 （7剂）	天　麻9g	钩　藤15g	赤白芍各9g
	细　辛3g	蔓荆子9g	川　芎9g
	白　芷9g	石决明20g（先煎）	珍珠母15g（先煎）
	夜交藤15g	全　蝎3g	生熟地各20g
	牛　膝9g		

二诊： 诉药后头痛有改善，双手仍有麻木不适感，夜寐仍偏差，余无特殊，舌脉同前。

处 方	同前方加姜黄9g、远志9g，服7剂。

本例患者头痛多发于头顶部，而肝经上行出于额部，与督脉交会于头顶，且患者年近五旬，故朱老考虑系由肝肾不足，肝阳偏亢，风阳上扰导致头痛。风邪善动，故疼痛表现为抽掣性。肝火扰心，故心神不安、失眠多梦。治疗当平肝息风，清热活血，补益肝肾，予以天麻钩藤饮加减。方中天麻、钩藤平肝息风，为君药。石决明、珍珠母咸寒质重入肝经，可平肝潜阳，助君药平肝息风；牛膝引血下行，并能活血利水，为臣药。夜交藤养血安神，配伍珍珠母可潜阳安神。"治风先治血，血行风自灭"，

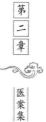

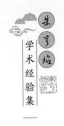

地黄、芍药养血活血；川芎入血分，行气活血，且川芎配伍细辛、白芷、蔓荆子、全蝎还可祛风止痛，共为佐药。赤芍散邪行血，散而不补；白芍敛营益阴，补而不泻，二药同用，一散一敛，一泻一补，相得益彰。二诊患者双手仍麻木不适，姜黄善于行肢臂而除痹痛，故用之。夜寐不佳，加远志安神定志。

不 寐

不寐是以经常不能获得正常睡眠为特征的一类病证，主要表现为睡眠时间、深度的不足，轻则入睡困难，或寐而不酣，时寐时醒，或醒后不能再寐；重则彻夜不眠，影响人们的正常工作、生活、学习和健康。现代医学中的神经功能症、围绝经期综合征、慢性消化不良、贫血、动脉粥样硬化症等常合并有不寐的症状。

人之寤寐，由心神控制，而营卫阴阳的正常运作是保证心神调节寤寐的基础，其病理变化总属阳盛阴衰，阴阳失交。病位主要在心，与肝、脾、肾等密切相关。治疗当以补虚泻实，调整脏腑阴阳为原则。

病案举例

◆ 病案一

方某，女，76 岁

初诊主诉：夜寐欠佳 1 年余。1 年前患急性脑梗死，住院治疗后现遗有右侧肢体无力，行走欠利，后出现夜寐欠佳，难以入睡，十分焦虑，伴耳鸣，头胀，肢凉，纳呆。且便秘数月，多处诊治未见好转，大便质硬，难以自排，需借助手，3~5 日 1 行，甚至 1 周 1 行。舌暗苔中黄，脉弦数。测血压 180/80mmHg。

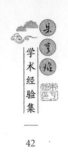
处方（7剂）	牡丹皮 6g	山栀子 9g	柴　胡 9g
	当　归 6g	白　芍 12g	云茯苓 9g
	白　术 9g	郁　金 9g	佛　手 9g
	茯　神 15g	柏子仁 20g	酸枣仁 20g
	玄　参 15g	麦　冬 15g	川厚朴 6g
	枳　壳 9g	大　黄 6g（后下）	芒　硝 9g（冲服）
	生地黄 20g	龙　齿 15g（先煎）	龙胆草 9g
	黄　芩 9g		

二诊：诉服药后夜寐改善不显，大便较前好排，测血压 142/78mmHg，舌脉同前。

处方 同上方去芒硝，加紫石英 15g（先煎），服 7 剂。

三诊：诉服药后入睡时间较前改善，便秘有改善但质仍偏硬，大便时须用力排，偶有头晕，余无特殊，舌脉同前。

处方 继服二诊方，加地龙干 9g、肉苁蓉 15g、决明子 15g、火麻仁 15g，服 7 剂。

肝性喜条达，恶抑郁，为藏血之脏。朱老治疗不寐，多从心、肝、肾入手，常用方剂有磁朱丸、知柏地黄丸、丹栀逍遥丸、龙胆泻肝汤、温胆汤等。此患者急性脑梗死后焦虑不安，情志不畅，使得肝木不能调达，肝体失于柔和以致肝郁血虚；肝血不足则魂不守舍，故夜寐欠佳；肝血不足不能上荣头目，则头胀、耳鸣；郁而化火，火热伤津，肝主疏泄，肝郁则气机不畅，以致大便质硬，难以自排。治疗以疏肝解郁、养血安神、泻下通便。故予丹栀逍遥丸合大承气汤、增液汤加减。方中柴胡疏肝解郁、调达肝气，当归、白芍养血敛阴、柔肝缓急，三药合用，补肝体助肝用，使血和则肝和、血充则肝柔。木克土，肝郁则横逆犯脾土，予白术、茯苓益气健脾以防止木郁克土。郁金、佛手可助柴胡疏肝解郁，且郁金有助于当归、白芍养血活血，佛手有助于白术、茯苓健脾燥湿。牡丹皮、山栀子等清热泻火。茯神、柏子仁、酸枣仁养血安神。《温病条辨》云："水不足以行舟，而结粪不下"，故用大承气汤配合增液汤增液行舟，使燥屎得下。二诊排便改善，故去芒硝，但夜寐改善不显，加紫石英镇心安神。三诊大便质地偏硬，予地龙、肉苁蓉、决明子、火麻仁清热润肠通便。

◆ **病案二**

江某，女，58岁

初诊主诉：失眠1周。自述1周前因家事突然变化，精神受打击，致使整夜未寐，胸闷烦躁，口渴，口干，伴时有耳鸣，纳一般，二便尚可。舌红苔薄少，脉弦。测血压140/80mmHg。

处方（5剂）	磁石6g	朱砂冬9g	牡丹皮6g
	山栀子9g	知母9g	黄柏9g
	山萸肉9g	生熟地各20g	淮山药15g
	泽泻9g	白芍12g	龙骨30g（先煎）
	牡蛎30克（先煎）	酸枣仁30g	柏子仁15g
	合欢皮15g	柴胡9g	夜交藤15g
	紫石英15g（先煎）	小春花15g	琥珀5g（冲服）

本例患者因家事变化致使夜寐困难，伴胸闷烦躁，朱老考虑该患者肾阴本虚，加之肝郁化火，故口渴口干，时有耳鸣，方选磁朱丸配知柏地黄丸加减，并多用酸枣仁、柏子仁、夜交藤、小春花等平肝潜阳、养心安神，龙骨、牡蛎、紫石英、琥珀等重镇安神。此方为朱老考虑用于治疗心肾不交、阴虚火旺所致失眠的常见用方。

◆ **病案三**

张某，女，53岁

初诊主诉：失眠20余年。诉反复失眠20余年，平素性情急躁，常服用安定，无明显口干、口苦，纳可，二便正常。舌边红苔薄黄腻，脉寸部滑。

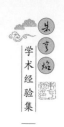

处方 （7剂）	龙胆草 9g	黄 芩 9g	当 归 6g
	山栀子 9g	泽 泻 9g	柴 胡 9g
	生地黄 20g	车前子 15g	茯 苓 9g
	苍 术 6g	酸枣仁 30g	柏子仁 15g
	竹 茹 15g	枳 壳 9g	陈 皮 6g
	半 夏 9g	琥 珀 5g（冲服）	龙 牡各 30g（先煎）
	合欢皮 15g	夜交藤 15g	磁 石 6g（先煎）
	礞 石 9g（先煎）		

二诊：诉服药二剂后即感夜寐有改善，自行停服安定，但自觉寐浅易醒。舌红苔薄黄偏干。

处方 （7剂）	竹 茹 15g	枳 壳 9g	陈 皮 6g
	茯 苓 9g	半 夏 9g	黄 芩 9g
	合欢皮 15g	夜交藤 15g	百 合 15g
	磁 石 6g（先煎）	礞 石 9g（先煎）	琥 珀 5g（冲服）
	龙 牡各 30g（先煎）	酸枣仁 30g	柏子仁 15g

 本例患者长期失眠，首诊时结合舌脉，当为痰热内盛。考虑病程较长，且长期服用安定，故选龙胆泻肝汤与温胆汤合方，并配伍较多安神之品，方药选择较多。二诊主诉治疗出现疗效，失眠症状有所改善，支持痰热内盛的辨证，但不宜长期服用过多药物，故减少用药，单选温胆汤为主结合部分安神之品继续调理。

◆ **病案四**

于某，女，48岁

初诊主诉：失眠 2 年。诉近 2 年出现失眠，伴性情急躁，多愁善感，大便秘结。长期服用安定类药物，无明显口干、口苦，纳一般。舌淡红苔薄，脉弦。

处方（7剂）	牡丹皮 6g	山栀子 9g	柴　胡 9g
	当　归 6g	白　芍 12g	茯　苓 9g
	白　术 9g	酸枣仁 30g	柏子仁 15g
	合欢皮 15g	夜交藤 15g	五味子 9g
	百　合 15g	磁　石 6g（先煎）	朱砂冬 9g
	龙　牡各 30g（先煎）	小春花 15g	

二诊：诉服用上药后感寐浅多梦，仍大便秘结，偶有心悸气短感，舌红苔薄，脉弦。

处方	同上方加全蝎 3g、郁金 9g、黄芩 9g、黄柏 9g，服 7 剂。

三诊：诉服二诊药后寐有改善，已自行停服安眠药，入睡尚可，但易醒，仍梦多，时手心热，舌淡红苔薄，脉弦。

处方（7剂）	柴　胡 9g	白　芍 12g	太子参 15g
	白　术 9g	茯　苓 9g	陈　皮 6g
	木　香 9g	川楝子 9g	夜交藤 15g
	合欢皮 15g	百　合 15g	酸枣仁 30g
	柏子仁 15g		

本例患者自诉服用中药后睡眠有明显改善，已停服安眠药。朱老在辨治女性失眠时，如在性格上有急躁易怒或多愁善感者，多以丹栀逍遥散为主方，加以安神、平肝、清热之品进行治疗。虽然有时热象并不明显，但组方多偏凉。同时朱老认为中医治疗疾病，也当适时更换类似汤药，他认为中药使用中也存在耐药的现象，服用一段时间后应适当更换方剂，尤其是对一些容易复发的疾病。

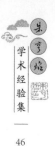
郁 证

郁证主要表现为心情抑郁、情绪不宁、胸部满闷、胁肋胀痛，或易怒喜哭，或咽中如有异物梗塞等症状，多由于情志不舒、气机郁滞所致。病因总属情志所伤，与肝关系最为密切，还与心、脾两脏有关，脏腑阴阳失调是郁证发病的主要病机。

病案举例

◆ 病案一

林某，男，37 岁

初诊主诉： 自觉压力大，情绪不佳 3 月余。诉近期工作压力大，情绪抑郁，焦虑，急躁，3 个月前出现咽喉内有异物，曾自觉跳动感，后自行缓解，胸闷，深吸气时隐隐有胸痛感，前胸牵掣后背疼痛，位置不明确，常突然出现又突然消失。3 个月前曾就诊福建省立医院查肺部 CT 提示慢性肺炎合并少量胸腔积液，予药物口服后复查胸腔积液已吸收。2 个月前曾就诊五官科，喉镜检查提示慢性咽炎。辰下心情急躁，抑郁，焦虑，咽中不适堵塞感，前胸牵掣后背疼痛，位置不明确，常突然出现又突然消失，胸闷，偶有胸痛。纳寐可，二便调。舌苔黄，脉弦。

处方 (7剂)	紫苏梗 9g	川厚朴 6g	云茯苓 9g
	半 夏 9g	牡丹皮 6g	栀 子 9g
	柴 胡 9g	当 归 6g	白 芍 12g
	郁 金 9g	佛 手 9g	茯 神 15g
	柏子仁 15g	酸枣仁 15g	龙 齿 15g（先煎）
	延胡索 9g	川楝子 9g	香 附 9g

二诊： 诉服药后上症改善较明显。近1周感胃肠不适，自觉腹部冰凉，便前腹痛，如厕后缓解。舌苔薄，脉沉。

处方	复上方加乌梢蛇 9g，服 7 剂。

 此案患者存在明显的情志不遂，因肝气郁结，则肺胃失于宣降，津液可聚而成痰，痰气搏结于咽喉而致咽中不适堵塞感；肺气郁滞不通，脉络闭阻，则胸背疼痛；气郁日久可化热扰及心神故情绪焦燥。以出自《金匮要略》的半夏厚朴汤组方，行气散结、化痰通络，配以丹栀逍遥散组方疏肝清热，柏子仁、茯神、酸枣仁、龙齿养心安神宁志，加以郁金、佛手、延胡索、川楝子、香附之品条达肝气，疏理中焦升降之机，使郁气得舒、痰涎得化、心神得养，则情志得畅、脉络得通，梅核气及诸痛之症可愈。

◆ **病案二**

倪某，男，57岁

初诊主诉： 反复胸闷心悸1年余。曾多次在外院求诊，查心电图示无异常，常感忧虑，精神不佳，疲乏感，喜叹息，纳较差，寐尚可。舌苔薄白，脉细弦。

处方 (7剂)	瓜 蒌 15g	薤 白 9g	枳 壳 9g
	木 香 9g	槟 榔 9g	郁 金 9g
	佛 手 9g	丹 参 9g	柴 胡 9g
	车前子 15g	台乌药 9g	水 蛭 5g
	赤 芍 9g	远 志 9g	益智仁 15g

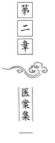

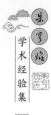

诸阳受气于胸中而转行于背，该患者胸闷心悸反复发作，多次检查无果，导致精神不佳，常感忧虑、疲乏、喜叹息。朱老考虑患者因胸阳不正，而见胸闷、心悸，故选瓜蒌宽胸理气，薤白温通滑利、通阳散结，两药相配，一宽胸理气，一通阳气，相辅相成，为治胸痹之要药。佐以行气解郁之枳壳、木香、槟榔、郁金、佛手、柴胡。气为血之母，血液的正常运行，有赖于气的推动，若气行不畅，无法行血，则血停而瘀生矣。《寿世保元》："……盖气者，血之帅也，气行则血行，气止则血止。"《血证论》亦谓："气结则血凝"。气滞、血瘀互为因果，气滞导致血瘀，血瘀又加重气滞。故加用丹参、赤芍、水蛭以行气活血，配以远志、益智仁安神定志。

颤 证

颤证是以头部或肢体摇动颤抖，不能自制为主要临床表现的一种病证。轻者表现为头摇动或手足微颤，重者可见头部振摇，肢体颤动不止，甚则肢节拘急，失去生活自理能力。

颤证病在筋脉，与肝、脾、肾等脏关系密切。多因年老体虚、情志失调、饮食不节、劳逸失当等导致气血阴精亏虚，不能濡养筋脉；或痰浊、瘀血壅阻经脉，气血运行不畅，筋脉失养；或热盛动风，扰动筋脉，而致肢体拘急颤动。基本病机为肝风内动，筋脉失养。"肝主身之筋膜"，为风木之脏，肝风内动，筋脉不能任持自主，随风而动，牵动肢体及头颈颤抖摇动。其中又有肝阳化风、血虚生风、阴虚风动、瘀血生风、痰热动风等不同病机。本病的病理性质总属本虚标实，本为气血阴阳亏虚，其中以阴津精血亏虚为主；标为风、火、痰、瘀为患。

病案举例

◆ 病案一

邵某，女，78 岁

初诊主诉： 反复肢体震颤 15 年，确诊为帕金森病，长期服用美多巴（多巴丝肼片）、安坦片（盐酸苯海索片）等药，近 2 周来感肢体抖动较前明显加剧，头部摇动明显，口干口苦，大便干结，3 日 1 行，小便尚正常，纳可寐差。既往患高血压病、糖尿病病史 10 余年，尚规则服药。

舌偏暗红苔薄白，脉弦。

查体： 测血压114/74mmHg，面具脸，心肺听诊阴性，双上肢肌张力增高，呈齿轮状，肌力对称正常5级，腱反射增强，双侧肢体深浅感觉对称，病理征未引出。

处方 （7剂）	天　麻 9g	钩　藤 15g	白　芍 12g
	蜈　蚣 9g	地龙干 9g	僵　蚕 9g
	紫石英 15g（先煎）	远　志 9g	青礞石 9g（先煎）
	沉　香 5g	石菖蒲 15g	酒大黄 5g（后下）
	蝉　蜕 6g		

二诊： 诉服药后肢体震颤稍改善，但近2日出现头昏，无视物模糊，无恶心呕吐，舌脉同前。

处方	拟同上方加葛根9g、丹参9g、小春花15g，服7剂。

三诊： 诉上症较前有改善，但夜寐仍偏差，偶有头昏，舌质偏红苔薄白，脉细弦。

处方	拟同二诊方加珍珠母15g（先煎）、首乌藤15g、甘松5g，服7剂。

《素问·至真要大论》："诸风掉眩皆属于肝"，其中"掉"即指"振掉"，也就是颤振，明示病位在肝，病性属风，且颤病患者多病程较长，病久则多虚实夹杂，风动木摇，夹痰夹瘀，阻于经络，故朱老以天麻、钩藤平肝息风、止痉通络，以虫药搜风通络镇痉，以礞石滚痰丸组方药物及僵蚕、远志之品祛除阻滞经脉之顽痰。二三诊随证治之，加以珍珠母、首乌藤、甘松镇静安神，开郁定志。该患者病程较长，不能急于求成，应守方进剂，时刻照顾兼症，加减化裁，缓慢调治，方能逐渐缓解病情。

◆ 病案二

沈某，女，66岁

初诊主诉： 手抖3年。3年前逐渐开始出现手抖，初起从左手开始，继而发展至右手，曾于外院治疗，诊为"帕金森病"，服用美多巴、安坦片、吡拉西坦片等药物治疗，症状无明显缓解。纳寐一般，二便尚可。舌淡红苔薄白，脉弦。测血压110/70mmHg。

处方 （7剂）	蜈　蚣1条	地龙干9g	僵　蚕9g
	生地黄20g	白　芍12g	紫石英15g（先煎）
	琥　珀5g（冲服）	龙　牡各30g（先煎）	小春花15g
	甘　草3g		

 本例患者除手抖症状外，无其他明显不适主诉，朱老考虑当从风从络治疗，且长期肢体颤抖，亦与肢体脉络不畅有关，治当搜风通络，故选用多种虫类药蜈蚣、地龙干、僵蚕等搜风通络，龙骨、牡蛎、紫石英、琥珀等重镇平肝之品组方治疗。

◆ 病案三

曾某，女，64岁

初诊主诉： 双下肢抖动2月。2月前无明显诱因始出现双下肢抖动逐渐加重，无法控制，步态不稳，曾到福建省立医院就诊，诊为帕金森病，予美多巴口服，上症改善不明显。辰下伴头晕，口干，便秘，大便2日一行、质偏硬，小便尚调。舌淡苔薄黄，脉弦。既往有胆囊炎病史。

处方 （7剂）	生地黄20g	熟地黄20g	山萸肉9g
	泽　泻9g	牡丹皮6g	白　芍12g
	地　龙9g	珍珠母15g（先煎）	龙　齿15g（先煎）
	小春花15g	首乌藤15g	远　志9g
	柏子仁15g	火麻仁15g	茯　苓9g
	白　术9g	大　黄5g（后下）	

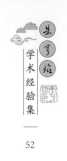
二诊：诉服上药后，自觉双下肢抖动稍减轻，仍有便秘，复上方，予大黄5g改为9g（后下），加蜈蚣1只，继服7剂。后随访诉大便干结改善，双下肢抖动亦较前改善。

该患者年逾六旬，双下肢抖动2月，伴行走不稳、头晕，朱老考虑以下虚为主，《临证指南医案》论述下虚之治："下虚者，必从肝治，补肾滋肝，育阴潜阳，镇慑之治是也。"下虚者，多夹上盛之实。故首诊方以六味地黄丸之品滋补肝肾、育阴潜阳，固本以达息风之效，辅以珍珠母、龙齿、小春花等镇肝之品以制肝亢。以地龙、蜈蚣之虫药以搜风通络，兼以茯苓、白术、火麻仁、大黄顾及脾胃虚实之象，远志、首乌藤养心安神，共襄良效。

◆ **病案四**

郑某，女，72岁

初诊主诉：右上肢轻微抖颤半年，伴头晕，情绪焦虑，纳可，寐欠佳，二便调。舌淡暗苔薄黄，脉弦。测血压137/80mmHg。右侧上肢肌张力稍增高，肌力双侧对称，腱反射基本对称，病理征未引出。

处方 （7剂）	黄　芪 30g	当　归 6g	赤　芍 9g
	白　芍 9g	地　龙 9g	徐长卿 15g
	牛　膝 9g	忍冬藤 15g	丹　参 15g
	牡丹皮 6g	栀　子 9g	天　麻 9g
	葛　根 9g	钩　藤 15g	首乌藤 15g
	远　志 9g		

二诊：诉服上药后右上肢抖颤稍有减轻，继复上方，加蜈蚣1只、龙齿15g（先煎），服7剂。

此例患者年事更高，发病仅半年，朱老考虑脾肝肾亏虚为先，肝风内动在后，故方中重用生黄芪大补脾胃中气以实中焦，补气以行血；当归、白芍活血养血，柔肝舒筋，三者同用，气血同调，则气旺血行。再配以赤芍、丹参、牛膝活血祛瘀；牡丹皮、栀子清肝经之热；天麻、钩藤平肝息风；首乌藤、远志安神定志；
虫药蜈蚣性温走窜，通达内外，配伍使用以加强搜风定搐之力。
全方虚实同调，补中有泻，活血而不助热，化瘀而不伤阴。

痫 病

痫病是一种反复发作性神志异常的病证。临床多以突然意识丧失，甚则仆倒，不省人事，肢体强直抽搐，口吐涎沫，两目上视或口中怪叫，移时苏醒，一如常人为特征。发作前可有眩晕、胸闷等先兆，发作后常有疲倦乏力等症状。本病的发生，多因七情失调、先天因素、脑部外伤、饮食不节、劳累过度或患他病后，造成脏腑失调，痰浊阻滞，气机逆乱，风阳内动所致，而尤以痰邪作祟最为重要。

痫之为病，每由风、火触动，痰瘀内阻，蒙蔽清窍而发病。以心脑神机失用为本，风、火、痰、瘀致病为标。其中痰浊内阻、脏气不平、阴阳偏胜、神机受累、元神失控为病机的关键所在。病位与五脏均有关联，但主要责之于心、肝。顽痰闭阻心窍，肝经风火内动是痫病的主要病机特点。

病案举例

◆ 病案一

谢某，女，10岁

初诊主诉：因出生时难产缺氧致 10 年来发作性神志不清，伴肢体抽搐，持续 10 余秒至 1 分钟左右，每月大约发作 1 次，口中有叫声，少流涎，无肢体无力、二便失禁。舌质偏红苔薄白，脉细弦。

处方 （14剂）	天　麻 6g	钩　藤 9g	白　芍 9g
	地龙干 6g	龙　齿 9g（先煎）	全　蝎 3g
	蔓荆子 9g	夜交藤 9g	生地黄 9g
	小春花 9g	蜈　蚣半条	蝉　蜕 2g

《素问·至真要大论》："诸风掉眩，皆属于肝。"本例患者朱老考虑幼儿脏腑娇嫩，形气未充，心肝常有余，脾肾多不足，故肝阳易亢，加之产伤，痰闭脉道，孔窍不通而引发痫病。故选天麻、钩藤平肝息风为主，辅以地龙、全蝎、蜈蚣、蝉蜕、小春花，平肝通络止痉，以增强天麻、钩藤之功；白芍养血敛阴、柔肝舒筋；夜交藤养心安神，龙齿镇静安神，二者合用以安神定志；然肝为藏血之脏，肝经实火，易伤阴血，所用诸药又属枯燥渗利伤阴之品，故用生地黄养阴。

◆ 病案二

詹某，女，28岁

初诊主诉：反复四肢抽搐发作半年。2018年8月第一次发作，在夜睡中发作，四肢抽搐，昏迷，口吐白沫，持续约3分钟后逐渐缓解。有出生时难产史（缺氧早产），但无发热抽搐史。曾行脑电图检查示脑电波轻度异常。目前服用德巴金（丙戊酸钠缓释片）控制，但半年间仍发作3次，最后一次发作为2019年1月16日。辰下心情急躁，易生气，偶口干不苦，大便通畅，纳寐基本正常。舌苔薄，脉弦。

处方 （7剂）	青礞石 9g（先煎）	酒大黄 6g（后下）	石菖蒲 15g
	沉　香 5g	胆南星 6g	蜈　蚣 1.5 只
	地龙干 9g	紫石英 25g（先煎）	山萸肉 9g
	生地黄 20g	代赭石 15g（先煎）	磁　石 6g（先煎）
	首乌藤 15g	远　志 9g	柴　胡 9g

服药后1月来诊，诉自我感觉良好，现配合西药控制，未再发作。

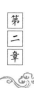

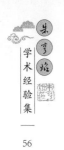
本例患者朱老考虑以痰为主，痰聚气郁，气逆不顺，乃至风火内动，夹痰上蒙清窍，内扰神明，横窜经络而发痫病。取礞石滚痰丸组方配以胆南星、远志祛除顽痰以安神定志，辅以虫药蜈蚣、地龙之属搜风通络。痫之为病，病久则心肾亏虚，山萸肉、生地黄滋心肾之阴，兼涵肝木以息风止痉，配以紫石英、代赭石、磁石、首乌藤之品镇心养神定志，以柴胡疏肝行气调治逆乱之肝气，又可以防苦寒、咸寒之品过多而致经气郁结。全方祛痰行气通络、滋阴养神定志，则痫病可有缓解之机。

◆ **病案三**

陈某，男，36岁

初诊主诉： 血管瘤切除术后继发癫痫发作2年。目前服用德巴金，无发作，但常有大便困难，多梦易醒，伴汗多，易烦躁生气，常矢气，口干口苦。舌苔薄黄，脉弦。

处方 （7剂）	牡丹皮 6g	炒栀子 9g	北柴胡 9g
	当 归 6g	白 芍 12g	茯 苓 9g
	白 术 9g	柏子仁 15g	炒酸枣仁 15g
	生龙骨 30g（先煎）	生牡蛎 30g（先煎）	地 龙 9g
	蜈 蚣 1只	黄 芩 9g	黄 柏 9g
	生地黄 20g	浮小麦 15g	麻黄根 15g
	珍珠母 15g（先煎）	琥 珀 5g（冲服）	

二诊： 诉服上药后睡眠改善明显，出汗减轻，大便已畅，继投前方。1个月后随访，癫痫未发作，诸症已缓解。

该例痫证为继发之证，口服西药，已无发作，但平素易怒，大便干结，多梦，口干苦，朱老考虑多为肝经郁火之质，故方选丹栀逍遥散组方辨治化裁。在肝经郁热的基础上，配以滋阴之生地黄以治郁热伤阴之弊。虽癫痫未再发作，仍需配以搜风散结通络之地龙、蜈蚣以防风痰上扰清窍。肝为心之母，母病及子而见多梦易醒，加养心之柏子仁、酸枣仁、琥珀，镇静安神之龙骨、牡蛎、珍珠母，以调治心肝两脏。全方配伍共奏主调体质，兼调心神之功，守方延治，患者自觉不适症状均改善。

◆ 病案四

陈某，女，47岁

初诊主诉： 阵发性癫痫发作7年。缘于7年前无明显诱因出现发作性神志不清，持续时间数秒，曾就诊外院，诊为"癫痫"。平均2~3月发作1次，最近一次发作为8月10日，未服用抗癫痫药物治疗。幼时曾有脑膜炎病史。平素口微干苦，大便秘结，性情急躁，纳可，寐欠佳。舌淡红苔薄黄，脉弦。

处方（7剂）	小春花15g	磁 石6g（先煎）	朱砂冬9g
	紫石英15g（先煎）	石决明20g（先煎）	蜈 蚣1条
	珍珠母15g（先煎）	全 蝎3g	僵 蚕9g

二诊： 诉服用上药后未再发作，仍大便秘结，长期睡眠欠佳，舌淡暗苔薄，脉弦。

处方	继同上方加火麻仁15g、夜交藤15g、酸枣仁30g、柏子仁15g，服7剂。

三诊： 诉服用上药后寐改善，癫痫无发作，大便仍欠畅，无腹痛、腹胀，口干。舌淡红苔薄偏干，脉弦。

处方	同二诊方去火麻仁，加大黄5g、川厚朴6g、甘草3g，服7剂。

四诊： 诉服上药后无发作，大便仍不畅，舌淡红苔薄白，脉弦。

处方	同三诊方加芒硝5g（冲服），共7剂。

后该患者多次就诊，均以四诊方为基础加减治疗，前后共4个多月均述癫痫未再发作。

第二章

医案集

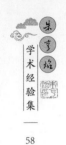
朱老辨治癫痫，多从镇肝的角度入手，同时配用虫药，尤其喜用蜈蚣、全蝎。尤其值得一提的是，朱老在治疗癫痫时，非常强调大便的通畅，此例患者大便秘结较为明显，朱老从润肠的火麻仁开始，后改为大黄、川厚朴，后又添用芒硝，体现了朱老对腑气通畅的重视。

第八节

面 瘫

口僻病即西医的面瘫，可分为周围性及中枢性面瘫。周围性面瘫是指单独以一侧面部表情肌瘫痪为主症的一类病证，部分患者在受凉或头面部受冷风吹袭后发病，局部营养神经的血管发生痉挛，以致面神经缺血、水肿，导致患侧表情肌瘫痪，表现为额纹消失，不能皱额、眼睑闭合不全、鼻唇沟变浅、口角下垂、露齿时口角歪向健侧、鼓腮漏气等症状。其特点为起病急速，有一定的自愈性，大部分患者可痊愈，少部分出现后遗症和并发症。中医则认为面瘫多由机体脉络空虚，卫外不顾，风邪乘虚侵袭，风阳上扰，风痰痹阻心脾之络，以致脉络阻滞，气血失调，筋脉失养，肌肉迟缓不收而发此病，属中风—中经络之范畴。其病因有外感、内伤之别，外感者风、寒、暑、湿、火等，内伤者则伤于七情、饮食、劳逸，终致气虚、血虚、痰郁、内热、瘀血等，当实邪客于面部经络，致气血痹阻，经筋功能失调，而出现口眼歪斜。

📖 病案举例

◆ **病案一**

黄某，女，66 岁

初诊主诉： 右侧面部口眼歪斜 1 月余。1 月前受寒后出现右侧面部口眼歪斜，喝水会从右侧漏出，无头晕、头痛，无肢体麻木无力，他院诊为"右侧周围性面瘫"，予西药口服及针灸治疗，口眼歪斜较前有好转。但现在右眼仍无法完全闭合，口角仍歪斜，喝水无漏出。既往 2 年前曾

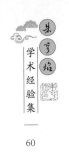

有类似病史，经治疗好转。辰下纳可寐安，二便尚调。舌淡苔薄白，脉弦。右侧额纹较浅，右眼闭合不全，右侧鼻唇沟较浅，鼓腮漏气，伸舌居中，双侧肢体肌力、肌张力对称正常，腱反射对称，深浅感觉对称，病理征未引出。

处方（7剂）	桃　仁 6g	红　花 3g	当　归 6g
	赤白芍各 9g	川　芎 9g	牛　膝 9g
	胆南星 6g	白　芷 9g	地龙干 9g
	板蓝根 15g	甘　草 5g	全　蝎 3g
	白芥子 9g		

 此例患者病程较短，朱老考虑治疗当以活血祛瘀、化痰通络为主，佐以疏散风寒，予以桃红四物汤加减。方中桃红四物汤加牛膝增强活血化瘀之力；板蓝根、胆南星清热解毒化痰；白芷辛散，可以散经络中之风邪，导风邪外出；全蝎、地龙祛风止痉，长于通络；白芥子辛温走散，可温通经络、消散寒邪。

◆ **病案二**

张某，男，40岁

初诊主诉：左侧口眼歪斜3个月。3个月前感冒后出现左侧口眼歪斜，左眼闭合不全，嘴角向右侧歪斜，喝水会从左侧漏出。曾服用西药营养神经及配合针灸治疗1个月，口眼歪斜较前有缓解，但左眼仍无法完全闭合，面部发麻感，嘴角稍歪，鼓气仍会漏气，纳可，二便尚调。舌质红苔少，脉沉。既往有乙肝小三阳病史，肝功能轻度异常。长期夜班工作，夜寐欠佳。

处方（7剂）	僵　蚕 9g	全　蝎 5g	地　龙 9g
	水　蛭 5g	赤　芍 9g	白　芍 12g
	生地黄 15g	熟地黄 15g	川　芎 9g
	当　归 6g	桃　仁 6g	红　花 3g
	板蓝根 15g	菊　花 9g	路路通 9g

后随访患者，自行守方服用 1 个月。现左眼可基本闭合，嘴角稍歪斜，鼓气仍稍有漏气，症状缓解较多。

 本例患者病程较久，朱老考虑当疏通经络、调和气血为原则，选方首推宋代《杨氏家藏方》祛风痰、通络止痉之牵正散。然患者舌红苔少，且乙肝小三阳病史、肝功能轻度异常，故处方中舍弃辛温燥烈有小毒的白附子，以味辛行散、善于走窜之虫药为主，祛风散结通络；佐白芍、生地黄养阴舒筋，使祛风而不伤阴，敛阴而不留邪；配以"能通十二经穴"之路路通既可祛风，亦可通络，酌加赤芍、川芎、当归、熟地黄、桃仁、红花以活血化瘀、调和经脉气血，守方延治，疗效渐显。

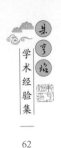

第九节

其他内科杂病

 一、肢体经络病证

 （一）痹证

◆ **病案一**

吴某，男，62岁

初诊主诉： 反复关节酸痛10年。诉10年前开始出现关节酸痛，曾就诊当地医院诊断为"痛风"，经治疗（具体不详），症状常反复，时伴头痛，夜寐偶有手麻痹感。无明显口干、口苦，纳可，二便正常，寐尚可。舌红偏暗，苔黄厚浊，脉弦。测血压135/95mmHg。

处方（7剂）	黄　柏 9g	苍　术 6g	牛　膝 9g
	扁　豆 9g	薏苡仁 30g	威灵仙 15g
	黄　芪 30g	龙胆草 9g	黄　芩 9g
	山栀子 9g	泽　泻 9g	柴　胡 9g
	制川草乌各 6g（先煎）	桑　枝 9g	茯　苓 9g

 朱老临床治疗痹证，多以三妙散为主方。他认为福州地处东南，湿热气候非常明显，久居此地，湿热体质多见，治疗痹证首先要考虑湿热为病，临证时尤应注意患者舌苔，如出现厚腻黄浊，均可使用三妙散组方加味治疗。

◆ 病案二

倪某，女，56 岁

初诊主诉：右侧肢体麻木 1 月余。无头晕头痛，无恶心呕吐，无肢体无力、抽搐等。既往有高血压病史，纳寐尚可，二便尚调。舌苔黄腻，脉弦。测血压 130/80mmHg。

处方（7 剂）	黄　柏 9g	苍　术 6g	牛　膝 9g
	桃　仁 6g	当　归 6g	赤白芍各 9g
	生地黄 20g	地龙干 9g	桑　枝 9g
	水　蛭 5g	徐长卿 15g	夜交藤 15g
	全　蝎 3g		

二诊：诉服上药 5 天后感右侧肢体麻木较前好转，无其他特殊不适。舌稍暗红苔薄黄，脉弦。测血压 130/80mmHg。

处方	同上方加王不留行 9g、路路通 9g，服 7 剂。

按　同样本例患者舌苔黄腻明显，故朱老仍考虑系湿热内蕴，瘀阻脉络，而瘀血易生内热，故选方三妙散加减。因寒能清热，故以黄柏苦寒清除湿热；苦以燥湿，以苍术苦温燥湿，加之牛膝引药下行，使湿有去处。配以桃仁、当归、赤芍、地龙、水蛭、全蝎、王不留行、路路通等药活血、破血。再加白芍、生地黄，养阴益阴血，使驱邪而不伤正。

◆ 病案三

黄某，女，78 岁

初诊主诉：双上肢疼痛 1 月余，伴上举活动困难，右侧为甚，疲乏感，口苦，咽干，纳差，夜寐欠佳。舌质淡红苔薄白，脉弦。

处方（5 剂）	羌　活 9g	独　活 9g	秦　艽 9g
	防　风 9g	牛　膝 9g	路路通 9g
	忍冬藤 15g	络石藤 30g	夜交藤 15g

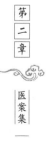

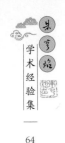
| 全 蝎 3g | 制川草乌各 6g | 木 瓜 9g |
| 茯 苓 9g | 白 术 9g | 黄 芪 30g |

按 本例患者朱老主要考虑系湿邪郁滞经络，气血运行不畅，故肢体酸楚疼痛。邪中于表，当从表解，使风湿之邪随汗而去，故治以祛风胜湿之法。方中羌活辛苦温，入太阳经，散表寒、祛风湿、利关节、止痹痛，为治风寒湿邪在表之要药，能祛上部风湿；独活善于祛下部风湿，二者相合，能散周身风湿，舒利关节而通痹。防风辛甘性温，长于祛风除湿、散寒止痛，为风药中之润剂；秦艽祛风邪、行肌表，且能胜湿；牛膝补益肝肾、强壮筋骨，加以各类藤药以达肢体；配合虫类药及川乌、草乌，以增强通络止痛之效；辅以黄芪、茯苓、白术，使驱邪而不伤正。

◆ 病案四

王某，女，62岁

初诊主诉：反复关节肿痛 10 余年，伴左手指发冷、疼痛 1 月余。诉 10 多年前无明显诱因出现关节肿痛，1 个月前接电话半小时后出现手指疼痛、发冷。曾就诊福建医科大学附属第一医院，经各项检查后诊断为"重叠综合征（类风湿性关节炎 + 干燥综合征）合并周围神经损害"，予以治疗（具体不详）后症状无明显缓解。辰下左手指发凉，指间肌、鱼际肌萎缩，手部震颤明显，四肢关节时有酸痛感，纳可，二便尚可。舌红苔薄，脉弦。

处方 （7剂）	黄 芪 30g	当 归 6g	赤白芍各 9g
	地龙干 9g	桑 枝 9g	水 蛭 5g
	蜈 蚣 1 条	牛 膝 9g	何首乌 15g
	生地黄 20g	琥 珀 5g（冲服）	徐长卿 15g

按 患者患病多年，近期出现指端发冷、肌肉萎缩。因脾主四肢，脾主肌肉，衷中参西，结合西医检查及诊断，朱老认为当以补气活血通络为主法，选方补阳还五汤。因本证中舌红不淡，手

部震颤明显，当为血虚风动之象，去方中红花、川芎，酌加何首乌补益精血，蜈蚣、水蛭等疏通经络，再配伍生地黄、牛膝凉血活血。该组方补而不滞，性平不热，宜于患者长期服用。

（二）面肌痉挛证

◆ 病案一

陈某，女，49岁

初诊主诉： 反复右侧眼睑、面部抽动3年，加重1年。精神紧张时症状会明显加重，无手抖、手麻、口干，纳寐可，二便调。舌舌薄黄，脉弦。测血压170/110mmHg。

处方（7剂）	天 麻 9g	钩 藤 15g	白 芍 12g
	蜈 蚣 1只	地龙干 9g	龙 齿 15g（先煎）
	珍珠母 15g（先煎）	首乌藤 15g	制远志 9g
	蝉 蜕 6g	甘 草 3g	石决明 20g（先煎）
	夏枯草 15g		

配合西药：卡马西平片1片，每天3次；硝苯地平缓释片1片，每天1次。

二诊： 诉服药后右侧面部抽动稍减轻，但右侧眼睑仍抽动，继同上方加丹参9g、郁金9g，服7剂。

肝为风木之脏，体阴用阳，主升主动。《素问·至真要大论》云："诸风掉眩，皆属于肝。"肝风内扰，阻滞经络，筋脉失养而拘挛为病。抽动之症首选从肝而治，且此患者血压甚高，故朱老以平肝息风为主要治法。方中以天麻、钩藤、珍珠母、蝉蜕、石决明、夏枯草等品平肝息风止痉；白芍味酸，收敛肝阴，养血柔肝以养筋脉；虫药蜈蚣、地龙搜风通络散结。病久则多伤及气血，可佐以丹参、郁金之品调理气血，共奏平肝息风、搜风柔筋之效。

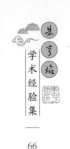
◆ 病案二

　　唐某，女，41岁

　　初诊主诉：时有唇角抽搐3日，风吹后尤甚。既往有高血压、高脂血症病史，5日前有饮酒史。平素常饮酒，且自觉痰多，寐欠佳。舌苔薄白微腻，脉弦。测血压130/90mmHg。

处方 （7剂）	竹　茹15g	麸炒枳壳9g	陈　皮6g
	法半夏9g	茯　苓9g	苍　术9g
	夏枯草9g	珍珠母15g（先煎）	柏子仁15g
	酸枣仁15g	木　香9g	姜厚朴6g
	僵　蚕9g	荷　叶10g	

　　后随访患者，诉服上药后唇角抽搐明显改善。

 此例患者除主诉唇角抽搐外，无其他特殊不适主症，询问其病史，发现其血压、血脂偏高，平素喜欢饮酒，且常自觉痰多，朱老遂考虑从痰湿入手。温胆汤主治胆郁痰扰之证，系中医经典化痰名方，临证中可用于多种临床疾病。此例从体质辨识入手，以温胆为主方，配以苍术、荷叶加强祛湿之力，再佐以夏枯草、珍珠母从肝而治，兼以兼症对症治疗，效如桴鼓。

（三）痿证

◆ 病案一

　　余某，男，57岁

　　初诊主诉：进行性行走不稳1年，伴言语含糊，双下肢麻木不适，大便秘结，小便次数多，但每次量偏少。曾就诊于福建医科大学附属第一医院，查头颅CT示"双侧额顶叶腔隙灶，小脑萎缩，大枕大池"，诊断为"共济失调待查：多系统萎缩"，予以营养神经、改善循环等对症处理后上症改善不明显。

查体：神志清楚，言语含糊。舌苔薄黄，脉弦。颅神经检查示阴性，四肢肌力及肌张力均对称正常，腱反射对称活跃，深浅感觉对称正常，病理征未引出，直线行走不稳，步态蹒跚，闭目难立征阳性，双侧指鼻试验、轮替试验、跟膝胫试验阳性。其余内科系统检查无异常。

处方 （7剂）	黄　芪 30g	当　归 6g	赤白芍各 9g
	茯　苓 9g	白　术 9g	地龙干 9g
	生地黄 20g	桑　枝 9g	水　蛭 5g
	牛　膝 9g	王不留行 9g	山茱萸 9g
	山　药 15g	菟丝子 15g	火麻仁 15g

二诊：仍诉行走不稳，近几日夜梦较多，且多噩梦，口干不苦，舌脉同前。

处方	同上方加桃仁 6g、川芎 6g、路路通 9g，服 7 剂。

三诊：仍诉行走不稳，伴双下肢麻木冰凉感，便秘稍好转，仍夜梦较多，舌脉同前。

处方 （7剂）	黄　芪 30g	当　归 6g	赤白芍各 9g
	桃　仁 6g	红　花 3g	生熟地各 20g
	徐长卿 15g	牛　膝 9g	桑　枝 9g
	路路通 9g	火麻仁 15g	

四诊：诉行走仍不稳，但双下肢麻木感较前有改善，自觉有温度感，无口干、口苦，便秘改善，小便量仍较多，纳可梦多，舌脉同前。

处方	同三诊方加地龙干 9g，服 7 剂。

后患者多次复诊，以该方为基础服用约半年，行走不稳虽改善不明显，但肢体麻木不适、冰冷感有明显改善，大便亦较前易排。

 小脑性共济失调是多系统萎缩的常见症状之一，临床表现为进行性步态和肢体共济失调，以下肢的表现为突出，并有明显的构音障碍和眼球震颤等症状。患者进行性行走不稳，伴言语含糊、

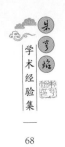

双下肢麻木不适，为小脑性共济失调的典型表现，属于中医的"痿证""骨摇"范畴。本病以虚证为主，《素问·太阴阳明论》提到"四肢皆禀气于胃，而不得至经，必因于脾，乃得禀也。"脾主四肢，四肢的充养依赖于脾主运化水谷精微的生理功能，脾失健运则四肢倦怠乏力。肾藏精，主骨生髓以充脑，肾精不足，髓海、筋骨、清窍失养，故见走路不稳双下肢麻木不适。肾足少阴之脉从肾上贯肝膈，入肺中，循喉咙，挟舌本，故患本病则舌强语謇，出现言语含糊不清。朱老选用补阳还五汤加减补中益气、活血化瘀，并辅以补益脾肝肾之品。方中重用黄芪为君，味甘微温，入脾肺经，补中益气；白术、茯苓健脾祛湿，加强益气助运之力；山茱萸、山药、菟丝子滋阴益肾、养肝补脾、填精益髓；配以当归、白芍养血和血，共同补益肝肾精血；地龙、桑枝通经活络、通利关节；久病入络，痼病必瘀，予赤芍、牛膝、水蛭、王不留行活血化瘀，牛膝还可引血下行；患者大便秘结，予火麻仁润肠通便。

◆ 病案二

林某，男，66岁

初诊主诉：左侧肢体进行性无力数年。诉数年前无明显诱因出现左侧肢体无力，进行性加重。曾就诊福建省立医院，被诊断为"运动神经元疾病"。逐渐出现行走困难，言语含糊，手抖，排便无力，口淡、口干明显，纳一般，寐尚可。舌红明显苔黄厚浊，脉沉弦。左侧肩、臂、手及下肢肌肉萎缩，左上肢肌力1级，左下肢肌力4−级，双侧膝腱反射基本对称，病理征未引出。

处方 （7剂）	黄　柏 9g	苍　术 6g	牛　膝 9g
	茯　苓 9g	茵陈蒿 15g	扁　豆 9g
	黄　芪 30g	菟丝子 15g	火麻仁 15g
	厚　朴 6g	藿　梗 9g	黄　芩 9g
	麦　冬 9g	冬瓜仁 15g	

按 运动神经元疾病属神经科疑难病，亦归属中医"痿证"范畴。朱老临证治疗此病，多衷中参西，中医辨证与西医辨病相结合。患者舌象提示湿浊内蕴明显，故选方三妙散，配伍清热利湿、健脾化湿、淡渗利湿等品，再酌加黄芪、菟丝子等补脾肾之品，攻补兼施。

二、肺系病证

（一）感冒

病案举例

徐某，女，59岁

初诊主诉：反复鼻塞、流涕1月余，加重数日。诉1个月前因感冒出现鼻塞、流涕，药后症减，但停药后症状反复。近日流涕复作，质清，偶咳，伴咽痛不适，畏风，纳可，二便正常，寐一般，无明显口干口苦。舌红苔薄，脉弦。咽红，咽后壁滤泡增生。

处方 （3剂）	卤地菊 15g	连 翘 9g	牛蒡子 9g
	薄 荷 6g（后入）	荆 芥 9g	防 风 9g
	淡豆豉 9g	苍耳子 9g	辛夷花 9g
	苏 叶 6g	甘 草 3g	桔 梗 9g
	芋环干 9g	蝉 蜕 6g	

二诊：诉服上药后鼻塞、咽痛症状减轻，仍畏风、有咳、痰白。舌脉同上。

处方	同上方加黄芪 15g、桂枝 6g、煮半夏 6g，服 3 剂。

三诊：诉二诊药后咳减，时晨起涕黄。舌脉同前。

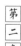

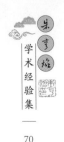
| 处方 | 同二诊方去桂枝、煮半夏，加蒲公英15g，服3剂。后回访患者药后痊愈。 |

 临床上感冒后常会出现一些症状迁延不愈者，朱老考虑多为气虚邪恋所致，应酌情配伍补气通阳之品。另一方面，朱老在辨治外感病时也常主张应适当配伍使用一些清热解毒药，因此本例三诊时加入蒲公英配伍使用。

（二）咳嗽

 病案举例

林某，男，25岁

初诊主诉：咳嗽1月余。诉因外感后反复咳嗽1月余，伴口干，时胸痛，咳时有痰，痰黄白，纳呆，二便尚可。查胸透示无异常。舌淡红苔薄，脉弦。

处方 （4剂）	金银花15g	连　翘9g	紫　苏9g
	鱼腥草15g	桔　梗9g	杏　仁6g
	陈　皮6g	半　夏9g	茯　苓9g
	槟　榔9g	浙贝母9g	蒲公英15g
	木　香9g	麦谷芽各9g	神　曲9g

 朱老治疗外感病多喜用银翘散，此案在使用该方的同时，还配伍了紫苏，与银翘散组方中使用荆芥穗和淡豆豉有异曲同工之义，即辛温解表与辛凉解表同用。此方服用4剂后，经回访患者诉疗效显著，4剂后咳止痊愈。

病案举例

林某，女，78岁

初诊主诉：咳喘1周。1周前因受寒后出现咳嗽、气喘、气促，痰白易咯，量较多，伴鼻塞、流涕，畏风怕冷。无呼吸困难，无寒战发热，口稍干不苦，纳差，二便尚调。既往有慢性支气管炎病史。舌稍暗红苔薄白，脉弦。

处方（5剂）	紫苏叶 9g	杏 仁 6g	陈 皮 6g
	半 夏 9g	桔 梗 9g	桂 枝 6g
	麻 黄 6g	干 姜 3g	白 芍 12g
	细 辛 3g	甘 草 3g	五味子 9g
	黄 芪 30g		

后随访药后上症明显好转。

 本例患者朱老考虑系外寒内饮证，故选小青龙汤为主方加减。方中麻黄、桂枝相须为用，发汗散寒以解表邪，且麻黄又能宣发肺气而平喘咳；桂枝温阳以利内饮之化；干姜、细辛温肺化饮，兼助麻桂解表；杏仁与紫苏降气止咳平喘，以助麻黄宣肺平喘之力；而患者年老，多素有痰饮，纯用辛温发散，既恐耗伤肺气又须防诸药温燥伤津，故配以五味子酸收敛气，芍药和营养血；半夏燥湿化痰、和胃降逆，亦为佐药；炙甘草益气和中，又能调和诸药，是兼佐使之用。患者素体亏虚，加用黄芪益气扶正，开中有合、宣中有降，使风寒解、营卫和、水饮去，宣降有权，驱邪不伤正，则诸症自平。

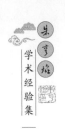
三、心系病证

（一）胸痹

病案举例

欧某，男，61岁

初诊主诉：心前区闷痛不适1周，疲劳后更易发生。无头晕头痛，无呼吸困难，无咳嗽咳痰，无口干口苦，纳可二便正常。曾行心电图检查无异常，既往有高血压病史，尚规则服药。

查体：舌苔薄白，脉弦。测血压130/80mmHg，双肺呼吸音清，心率82次/分，律齐，各瓣膜听诊区无杂音，余查体无异常。

处方（7剂）	薤　白 9g	瓜　蒌 15g	枳　壳 9g
	木　香 9g	丹　参 9g	郁　金 9g
	佛　手 9g	乌　药 9g	香　附 6g
	水　蛭 5g	夜交藤 15g	全　蝎 3g

二诊：诉服上药后胸部闷痛较前有减轻，其余基本同前。舌淡苔薄黄，脉弦。

处方	同二诊方加路路通9g，服7剂。

按 朱老考虑本病主要由胸阳不振，痰浊中阻，气结于胸所致。胸阳不振，无法正常输布津液，聚液为痰，阻滞气机于胸中，则心前区闷痛；疲劳更加抑遏阳气运行，故疲劳时可诱发胸痛。治疗当通阳散结、祛痰下气，选取枳实薤白桂枝汤加减。方中瓜蒌开胸涤痰散结，薤白通阳散结、温化寒痰，共为君药。臣以枳壳、木香行气开胸止痛，助君药宽胸散结、祛痰下气；因本病胸痛较轻，故将原方中的枳实改为作用较缓和的枳壳。丹参、

郁金、佛手、乌药、香附、水蛭活血行气、散寒止痛，夜交藤、全蝎养血通络止痛，共为佐药。诸药配伍，振奋胸阳、涤痰散结、活血行气、通络止痛则胸痹可除。二诊胸痛有缓解，再加路路通活血止痛，加强前方止痛效力。

（二）多寐

◆ 病案一

王某，男，35岁

初诊主诉： 喜寐数月。诉数月来不明原因喜寐爱困，伴疲乏感，口干喜饮，纳可，二便正常。舌淡红苔薄白，脉弦。测血压150/100mmHg。

处方 （5剂）	黄　芪 30g	党　参 30g	白　术 9g
	茯　苓 9g	菟丝子 15g	淫羊藿 9g
	桂　枝 6g	淮山药 15g	枸杞子 15g
	甘　草 3g		

 临床上失眠患者较多，喜寐患者较少。此例患者无复杂主诉，朱老认为喜寐总体应责之有虚，考虑患者正值壮年，虚损不应及肾，故虽无明显脾虚症状，亦可先从脾虚着手，故方选四君子汤加减。另外朱老认为喜寐也多合并有阳气不振，故加用淫羊藿振奋阳气并用桂枝通阳。

◆ 病案二

刘某，女，21岁

初诊主诉： 喜寐数月。诉数月来明显喜寐，一日睡眠时间可多达10余小时，多思虑，性情急躁，月经多延迟，纳一般，二便尚可。既往数年前有甲亢病史，服药后出现甲减症状。曾因高考压力过大出现精神症状，长期服用抗抑郁药物，如米氮平、草酸艾司西酞普兰等。舌淡红苔薄，脉弦。神清，对答切题，反应较快，查体合作。

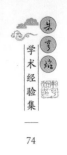

处方（7剂）	牡丹皮 6g	山栀子 9g	柴　胡 9g
	当　归 6g	杭白芍 12g	茯　苓 9g
	酸枣仁 30g	柏子仁 15g	黄　芩 9g
	黄　柏 9g	黄　连 5g	郁　金 9g
	佛　手 9g	百　合 15g	石菖蒲 15g

按 本例与上例同为喜寐患者，组方思路则完全不同。朱老认为本例患者有明显的神经精神症状及病史，且长期服用抗抑郁药物，可见其肝气郁结日久，当首选丹栀逍遥散组方。同时，患者就诊时声高、语速也较快、反应敏感，朱老认为有心火旺的表现，故配伍黄芩、黄连、黄柏等清心降火之品。

四、脾胃系病证

（一）腹胀

◆ 病案一

陈某，女，41 岁

初诊主诉：脘腹胀闷 10 余年。诉反复脘腹胀闷 10 余年，伴纳呆、口干，夜寐欠佳，头闷重感，平素怕冷，二便尚可。舌红苔薄，脉弦。测血压 120/80mmHg。

处方（7剂）	柴　胡 9g	白　芍 12g	党　参 30g
	白　术 9g	茯　苓 9g	陈　皮 6g
	半　夏 9g	山　楂 9g	何首乌 15g
	山　药 15g	槟　榔 9g	黄　芪 30g
	柏子仁 15g	酸枣仁 30g	桂　枝 6g

二诊：服药后症状缓解明显，近日腹胀又复作，仍畏冷，时头昏，二便正常。舌淡红苔薄，脉弦。

处方 （7剂）	柴　胡 9g	白　芍 12g	太子参 15g
	白　术 9g	茯　苓 9g	陈　皮 6g
	半　夏 9g	木　香 9g	砂　仁 6g（后入）
	槟　榔 9g	乌　药 9g	川楝子 9g
	黄　芪 30g	桂　枝 6g	

朱老临床擅长以柴芍六君子汤加味治疗胃肠消化系统疾病，此方为行气健脾的常用方剂。本例患者选用此方疗效明显，并在此方基础上再根据临证表现的不同，配伍使用不同药物，改善胃肠症状疗效明显。本例患者平素怕冷，酌加黄芪、桂枝等品以补气健脾温阳。

◆ **病案二**

赵某，男，47岁

初诊主诉：胃脘胀闷不适数月。诉数月前出现胃脘胀闷不适，与进食无关，伴嗳气，口干苦，无返酸，性情急躁，纳一般，大便正常。查胃镜示糜烂性胃炎，幽门螺杆菌阳性；肠镜示肠息肉。既往发现肝囊肿数年。舌红偏暗苔薄黄腻，脉弦。

处方 （7剂）	柴　胡 9g	白　芍 12g	党　参 30g
	白　术 9g	云茯苓 9g	陈　皮 6g
	半　夏 9g	木　香 9g	川楝子 9g
	槟　榔 9g	乌　药 9g	延胡索 9g
	枳　壳 9g	谷麦芽各 6g	山　楂 9g

后回访患者：诉药后胃脘胀闷症状明显减轻，疗效显著。

该患者药后疗效显著，朱老认为此例患者气滞为主，本来脾气易虚，加之肝郁则更易侮脾，脾气亏虚之象即显，但总以气滞为主，故方选柴芍六君子为主方，多配伍木香、川楝子、槟榔、乌药、延胡索、枳壳等行肝气之品，酌加麦芽、谷芽、山楂等消食健脾药，共奏理气健脾之效。

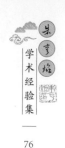
◆ 病案三

何某，男，51 岁

初诊主诉：腹胀 1 月余。诉腹部胀满，腹痛轻微，伴颜面水肿，食欲不佳，纳少寐可，小便泡沫多，大便尚可。舌淡苔薄，脉弦。

处方（7 剂）			
	肉　桂 5g	熟附子 5g	山萸肉 9g
	生地黄 20g	熟地黄 20g	泽　泻 9g
	云茯苓 9g	白　术 9g	槟　榔 9g
	延胡索 9g	猪　苓 9g	桂　枝 6g
	炙麻黄 9g	连　翘 9g	赤小豆 30g
	麦　芽 6g	谷　芽 6g	车前子 15g

腹胀之证，当属中焦气滞，气机升降失调所致，病位虽见于中焦，但病之本脏可涉及下焦。该患者小便泡沫多，朱老认为辨治思路不可拘于中焦，当思其下焦肾阳有损，命门火衰，不能温煦中阳，则见腹胀，纳少等水谷不化之象。肾虚气化失司，脾虚失运，水湿内生，弥漫上焦，可见颜面水肿。辨治果断从下焦入手，以金匮肾气丸组方温补肾阳，配以槟榔、延胡索行中焦之气，白术、麦芽、谷芽助运化之功，佐以麻黄连翘赤小豆汤宣化上焦，桂枝、猪苓、车前子通阳利水，共除内蕴之湿，疏畅气机以消诸症。

（二）胃痛

◆ 病案一

滕某，女，33 岁

初诊主诉：胃脘灼热感，剑突下疼痛半月。伴嗳气，恶心，胃胀，多汗，纳寐可，二便调。舌苔黄，脉弦。

处方（7 剂）			
	柴　胡 9g	白　芍 12g	太子参 15g
	白　术 9g	云茯苓 9g	陈　皮 6g
	半　夏 9g	柿　蒂 9g	木　香 9g

栀 子 9g	黄 芩 9g	浮小麦 15g
延胡索 9g	川楝子 9g	柏子仁 20g
酸枣仁 15g	槟 榔 9g	乌 药 9g
香 附 9g		

胃气当以降为和，胃气滞，和降失司，不通则痛；气滞之证多虚实夹杂，实多责之于肝，肝失疏泄，木郁克土，肝胃不和，则胃痛之症现；虚则多责之于脾，脾虚受纳运化水谷失司，则中焦郁滞，气机失常。本例患者朱老仍以柴芍六君子汤为主方，以柴胡、白芍为君条达肝木，异功、木香之属为臣运化脾土，佐以延胡索、川楝子、乌药、香附行中焦郁滞之气、调行肝脾气机，使"木能疏土而脾滞以行"，气机通则诸痛消。

◆ 病案二

陈某，男，20岁

初诊主诉：反复上腹部不规则性闷痛 2 年，加剧半月。伴口干苦，口气臭秽，日排便 4~5 次，便较黏稠，尚易排。曾行胃镜检查示胃溃疡，幽门螺杆菌阳性。舌尖红苔薄，脉细弦。

处方
（7剂）

黄 芩 9g	黄 柏 9g	川黄连 5g
木 香 9g	马齿苋 15g	野麻草 15g
茯 苓 9g	白 术 9g	神 曲 9g
山 药 15g	延胡索 9g	川楝子 9g
车前子 15g		

此例患者脘腹闷痛，口气臭秽，排便黏稠，当知内有湿热，熏蒸三焦，故朱老选取黄芩、黄连、黄柏三黄直清上、中、下三焦之湿热。又恐其寒凉之性，易伤及脾阳，遏制中焦气机，故佐以木香、茯苓、白术、神曲、山药等助中焦运化；延胡索、川楝子条达肝气，行木以疏土；配以马齿苋、野麻草入大肠清热解毒，车前子利水道以荡热祛湿。

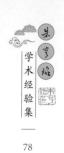
◆ 病案三

瞿某，男，63岁

初诊主诉：胃脘胀痛数日。诉胃脘胀痛数日，伴恶心感，时肠鸣辘辘，矢气频多，无嗳气返酸，无明显口干口苦。查胃镜示慢性胃炎，幽门螺杆菌阴性；胃肠钡透示"1.食道颈段改变：考虑颈椎骨质增生压迫；2.慢性胃炎；3.十二指肠降段憩室一枚。"舌暗红苔黄腻，脉弦。

处方 （3剂）	茯　苓 9g	桂　枝 6g	苍白术各 9g
	藿　梗 9g	茵陈蒿 15g	山栀子 9g
	川楝子 9g	槟　榔 9g	乌　药 9g
	木　香 9g（后入）	砂　仁 6g（后入）	神　曲 9g
	柴　胡 9g	白　芍 12g	陈　皮 6g

二诊：诉服上药后症状改善明显，矢气减，胃脘胀减。舌脉同前。

处方	继复上方去陈皮，加扁豆 9g，共5剂。

 本例以消化道症状为主诉，但在治疗中主要思路来自于舌象。朱老从舌象着手，辨其为湿热之证，主要责之肝脾，本证中无小便不利，去五苓散组方中的猪苓和泽泻，配入清热化湿、芳香化湿等化湿之品及行气的药物，疗效显著，二诊去陈皮（朱老认为陈皮助运能力较强，不宜多用），改用扁豆健脾利湿。

◆ 病案四

陈某，男，31岁

初诊主诉：脐周闷痛4天。无恶心、呕吐，无腹泻、便秘。平素有饮酒史，日饮约150毫升白酒，伴口干、口苦，纳差寐尚可，二便尚可。舌苔黄腻，脉沉。

处方 （7剂）	柴　胡 9g	白　芍 12g	枳　壳 9g
	延胡索 9g	川楝子 9g	川黄连 5g
	木　香 9g	槟　榔 9g	黄　芩 9g

神　曲 9g	苍　术 6g	茯　苓 9g
茵陈蒿 15g	栀　子 9g	

二诊：诉服上药前 2 天脐周闷痛减轻，但进食油腻食物后又感脐周疼痛，口干苦，大便偏干，纳寐稍差。舌苔仍黄腻，脉沉弦。

处方	龙胆草 9g	黄　芩 9g	栀　子 9g
	泽　泻 9g	柴　胡 9g	藿香叶 9g
（5 剂）	佩　兰 9g	延胡索 9g	川楝子 9g
	白　芍 12g	礞　石 9g（先煎）	沉　香 5g
	酒大黄 9g（后入）	车前子 15g	厚　朴 6g
	六一散 20g	石菖蒲 15g	

三诊：诉二诊药后脐周闷痛明显改善，但仍有口干苦，口气偏重，纳寐均改善。舌苔黄，脉弦。

处方	龙胆草 9g	黄　芩 9g	当　归 6g
	栀　子 9g	泽　泻 9g	柴　胡 9g
（7 剂）	生地黄 20g	杏　仁 6g	白蔻仁 6g
	通　草 9g	薏苡仁 9g	茯　苓 9g
	苍白术各 9g	延胡索 9g	川楝子 9g

药后随访，腹痛未再发作，口干苦，口中异味已明显改善。

本例患者长期嗜酒，以酒为浆，有肝胆气郁湿热之机，脐周闷痛；口干苦，可见胃肠之脐有热。处方以柴胡、白芍、枳壳、川楝子、延胡索、木香、槟榔疏肝郁行中焦之气；配以黄连、黄芩、茵陈蒿、栀子清泻肝胃之湿热；佐以神曲、苍术、茯苓运脾祛湿扶土。二诊见其苔腻不化、腹痛反复，思其当属病重而药轻，遂以龙胆泻肝汤加减化裁，以加强清泻肝胆湿热及胃肠积热之力，疗效显著。三诊以龙胆泻肝汤与三仁汤合用加减化裁，祛湿而不伤阴，服药后，诸症渐消而愈。

第二章

医案集

79

（三）泄泻

 病案举例

江某，男，56岁

初诊主诉：阵发性腹痛腹泻反复3月余。诉近3月来稍有饮食不慎即出现腹痛、腹泻，大便溏稀，泻后痛减，伴有头晕、心悸，纳一般，无明显口干、口苦，寐可。舌淡苔薄，脉弦。腹平软，无明显压痛、反跳痛。

处方 （7剂）	柴　胡 9g	白　芍 12g	枳　壳 9g
	党　参 30g	淮山药 15g	陈　皮 6g
	木　香 9g（后入）	黄　芪 30g	葛　根 9g
	丹　参 9g	车前子 15g	天　麻 9g
	钩　藤 15g		

二诊：诉服上药后症状改善明显，腹痛、腹泻已减，仍时有上腹部闷痛，嗳气返酸。舌淡苔薄，脉弦。

处方 （7剂）	柴　胡 9g	白　芍 12g	党　参 30g
	白　术 9g	茯　苓 9g	陈　皮 6g
	半　夏 9g	天　麻 9g	钩　藤 15g
	延胡索 9g	川楝子 9g	黄　连 5g
	神　曲 9g	小春花 15g	木　香 9g（后入）

按 本例患者自诉稍有饮食不慎即出现腹痛、腹泻，朱老认为病本在于脾虚。痛则欲泻，泻后得安则为气滞之象，总当以健脾行气为目的进行组方选药。首诊选用四逆散为基本方配伍其他药物治疗，更侧重于行气、止泻，其中配伍车前子有利小便以实大便之意。二诊腹痛、腹泻症状明显缓解，改方柴胡六君汤加味治疗，更侧重于行气、健脾。

五、肾系病证

 （一）淋证

📖 **病案举例：**

江某，女，36岁

初诊主诉： 尿频、尿急、尿痛伴腰酸半年。精神紧张，害怕性生活，曾行尿常规检查示无异常，纳寐差，小便稍多，大便正常。舌淡苔薄白，脉沉。

处方 （4剂）	瞿　麦 9g	萹　蓄 9g	大　黄 5g
	六一散 30g	车前草 15g	生地黄 20g
	珍珠母 15g（先煎）	石　韦 9g	紫石英 15g（先煎）
	黄　芩 9g		

二诊： 诉服上药后尿道症状稍好转，但近2日出现大便不通，心情较烦躁。舌淡苔薄白，脉弦。

处方	同前方加火麻仁 15g、冬瓜仁 15g、郁金 9g、佛手 9g，服3剂。

三诊： 诉服药后上述症状明显改善，偶有尿道频急感，大便已通畅。舌脉同前。

处方 （5剂）	车前草 15g	白茅根 15g	芦　根 15g
	生地黄 20g	黄　芩 9g	火麻仁 15g
	石菖蒲 15g	六一散 30g	白　术 9g

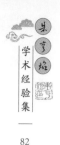

按 本例患者尿频、尿急、尿痛为尿道炎症状，中医诊断为淋证。朱老选用八正散加减，因全方偏寒凉，故去栀子仁，加石韦加强利尿通淋的作用。患者精神紧张，寐差，酌加珍珠母、紫石英安神养心。二诊大便不通，加火麻仁润肠通便；患者心情较烦躁、脉弦，考虑为肝郁气滞，予郁金、佛手疏肝行气解郁。《别录》中曾提到冬瓜仁主烦满不乐且可利水道，故加用冬瓜仁不仅能增强清热利水的作用，同时还可缓解患者心情烦躁。

（二）多尿证

病案举例

黄某，男，58岁

初诊主诉：多尿3月余。现白天晚上均现多尿症状，自觉尿意频，尿不尽，曾做尿常规检查提示蛋白尿、血尿（具体不详）；查膀胱残余尿示27%；糖尿病相关检查无异常。伴多汗，纳可，寐欠，大便不成形。其人瘦，舌质红，苔薄，脉弦。

处方（7剂）		
山萸肉12g	生地黄20g	熟地黄20g
淮山药15g	泽泻9g	牡丹皮6g
白芍12g	茯苓9g	沙苑子15g
覆盆子15g	菟丝子15g	五味子15g
麻黄根15g	桑螵蛸15g	芡实15g
甘草3g	益智仁15g	乌药9g

二诊：诉诸症较前明显改善，辰下仍多尿、多汗。舌苔薄，脉弦。

处方 复上方加侧柏叶15g、黄精15g、茜草根15g，服7剂。

按 多尿证多责之于肾，肾主水液，主要靠肾阳对水液的气化作用而实现。肾阳不足，蒸腾气化功能失常，开多阖少，关门失控而尿多。朱老辨治选方三补三泻之六味地黄丸，补肝肾之阴、泻脾肾之浊，以阴中求阳；佐以沙苑子、覆盆子、菟丝子、黄精等温润之品，补阳益阴、固精缩尿；再配以益智仁、乌药，合山药，取缩尿丸组方之意，入下焦，温肾祛寒，使肾阳充，气化功能正常、膀胱开合有度，多尿之症可除。

（三）阳痿

 病案举例

潘某，男，55岁

初诊主诉： 勃起功能障碍1年余。缘于1年前纵欲过度后（每周4~5次）出现阴茎勃起障碍，于性交时发作，阴茎不能正常勃起，平时晨勃正常，未引起重视，未诊疗。1年来症状未见改善，故来求诊。辰下阴茎勃起功能障碍，不能性交，伴口干，自诉精神压力大，纳可，寐欠佳，二便可。舌红苔黄，脉弦。

处方 （7剂）	山萸肉 9g	生地黄 20g	熟地黄 20g
	淮山药 15g	泽泻 9g	云茯苓 9g
	阳起石 15g（先煎）	巴戟天 15g	菟丝子 15g
	淫羊藿 15g	韭菜子 15g	桑寄生 15g

按 《诸病源候论》云："劳伤于肾，肾虚不能荣于阴器，故痿弱也。"朱老认为阳痿由劳伤致肾虚引起，真阳既虚，真阴多损，治宜滋肾填精、温肾壮阳。故朱老选方六味地黄丸加减，去寒凉之牡丹皮，滋补肝肾之阴，以阴中求阳；佐以阳起石、巴戟天、淫羊藿、韭菜子温肾壮阳，菟丝子、桑寄生增强补肾益精之力，全方阴阳双补，补阳而不温燥，养阴而不滋腻。

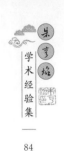
六、气血津液病证

 （一）血证

📖 病案举例：便血证

林某，男，50岁

初诊主诉：便血2天。诉近两日出现大便出血，色红，伴肛周发痒，无明显肛门疼痛，无其他特殊不适。既往患痔疮病史数年。舌红苔薄，脉弦。

处方（4剂）	玄 参15g	麦 冬9g	生地黄20g
	瓜 蒌15g	火麻仁15g	冬瓜仁15g
	黄 芩9g	益母草9g	侧柏叶9g
	藕 节9g		

按 朱老认为治疗痔疮出血，其首先要注意的是保持排便的通畅，故他多选用增液汤为基本方，适当配伍润肠、止血之品。此方体现了朱老治疗痔疮出血的常规思路。

📖 病案举例：紫癜证

范某，女，48岁

初诊主诉：发现四肢皮肤青紫4月余。诉4月前无明显诱因出现四肢皮肤青紫，曾两次住福建医科大学附属协和医院治疗，被诊断为"原发性血小板减少性紫癜"，血小板最低时至3×10^9/L，予服地塞米松、奥西康，升血小板等处理后病情有所控制，血小板升至13×10^9/L。辰下皮肤仍有青紫，疲乏无力，四肢酸楚，手足心热，纳一般，寐一般。舌淡红苔薄白，脉弦。四肢皮肤可见大小不等瘀斑。

处方（7剂）	黄　芪 30g	白　术 9g	党　参 30g
	酸枣仁 30g	木　香 9g（后入）	菟丝子 15g
	茯　苓 9g	淮山药 15g	益母草 9g
	黄　精 15g		

朱老认为本例"原发性血小板减少性紫癜"患者的皮肤青紫瘀斑现象，当归属中医证型"脾不统血"的范畴，而不应单纯以"止血"为主导思想，应从脾论治，故选取归脾汤为基本方进行加减辨证治疗。但他同时也指出，此类疾病为疑难病，临床治疗不论是西医还是中医都十分困难，不应排斥西医激素等治疗手段。

（二）消渴证

 病案举例

梁某，男，63岁

初诊主诉：多尿3个月。诉近3个月来自觉多尿，尤其是夜尿2~3次/晚，无明显多食、口干、口渴，纳一般，寐欠佳。既往发现血糖升高数年，无明显特殊不适，故未予重视。舌红苔薄黄中少，脉弦。

处方（10剂）	泽　泻 9g	龟　板 15g	生地黄 20g
	淮山药 15g	桑寄生 15g	旱莲草 15g
	山萸肉 9g	牡丹皮 6g	玉米须 30g
	女贞子 15g	黄　芪 30g	

二诊：诉服上药后仍自觉尿多，时双下肢无力感。舌红苔根黄腻中薄少，脉弦。

| 处方 | 同上方加白术9g、茯苓9g、菟丝子15g、陈皮6g、车前子（布包）15g，服10剂。 |

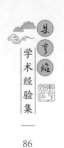

三诊：诉服二诊药后夜尿改善明显，但停药后夜尿复作，近日膝关节疼痛不适。舌脉同上。

处方　同二诊方加制川草乌各6g、鸡血藤15g，服7剂。

按　本例糖尿病患者，主诉不多，唯有多尿，尤其夜尿较频，朱老考虑证属肾阴亏虚，故自拟方中以补肾阴为主，后根据症状描述酌加健脾、祛风止痛之品。另在此例的治疗中，加利尿药车前子，意于疏理膀胱气机的正常升降出入，有通因通用之意。

（三）自汗、盗汗证

📖 病案举例

潘某，女，62岁

初诊主诉：多汗，夜间为甚，常汗出而醒，伴口干喜饮，常有烘热感，纳寐尚可，二便调。舌淡苔薄白，脉弦。

处方 （7剂）	黄　芪 30g	黄　精 15g	龙　牡各30g（先煎）
	黄　芩 9g	黄　柏 9g	当　归 6g
	生地黄 20g	浮小麦 9g	麻黄根 15g
	乌　梅 9g	芡　实 15g	桑螵蛸 15g

二诊：诉服上药后夜间汗出较前有好转，仍有口干，饮水量减少，烘热感亦有减轻。舌脉仍同前。

处方　同上方加珍珠母15g（先煎）、桑寄生15g，服7剂。

按　本例患者朱老考虑为气虚卫外不固、阴虚火旺之自汗、盗汗证。方选当归六黄汤合牡蛎散加减。方中当归养血增液，血充则虚火可制；生地黄入肾经而滋阴降火、养阴津而泄伏热，二药合用养阴血而壮水制火。盗汗因水不济火，虚火上炎，故予黄芩、黄柏泻火除烦、清热坚阴。汗多则卫虚不固，故佐以大量黄芪益气固表，合当归、生地黄、黄精益气养阴以固未定之阴。龙骨、牡蛎敛阴潜阳、固涩止汗，配伍黄芪，为益气固表、敛阴潜阳之常用组合。麻黄根、浮小麦固表止汗，为止汗之佳品。乌梅酸涩收敛，善于生津液、止烦渴。芡实、桑螵蛸补肾、收敛固涩。诸药合用，养阴泻火、益气固表、补敛并用，使营阴内守、卫外固密，自汗、盗汗诸症皆除。

 （四）内伤发热证

◆ **病案一**

刘某，男，30岁

初诊主诉：手心发热1月余。诉1个月前无明显诱因自觉手心发热，伴时有晨起头胀痛不适，尿赤，牙龈时有出血，疲乏感，口干，无明显口苦，纳一般，寐一般，二便尚可。舌红全苔黄厚，脉弦。

处方（3剂）	龙胆草9g	黄 芩9g	当 归6g
	山栀子9g	泽 泻9g	柴 胡9g
	生地黄20g	苍白术各9g	车前子15g（布包）
	茵陈蒿15g	天 麻9g	淡竹叶9g

 此例患者尚属壮年，主诉手心发热，伴头部胀痛不适，尿赤，牙龈出血，口干疲乏，且舌象也提示湿热明显，故朱老考虑肝经火旺，湿热蕴蒸证为主，方选龙胆泻肝汤进行加减治疗。

◆ **病案二**

刘某，女，56岁

初诊主诉：手心发热数天，伴周身酸痛。平素大便秘结，腹胀，纳一般，口无明显干苦，纳寐可。舌淡红苔薄白，脉弦。

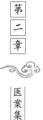

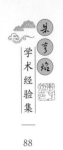
处方 （3剂）	青　蒿 9g	鳖　甲 9g	知　母 9g
	生地黄 20g	牡丹皮 6g	女贞子 15g
	旱莲草 15g	络石藤 30g	忍冬藤 15g
	火麻仁 15g	牛　膝 9g	

二诊：诉服药后大便每天一次，手心发热、腹胀等诸症均明显减轻。舌淡红苔薄白，脉弦。

处方	同上方加陈皮 6g、木香 9g、茯苓 9g，服 4 剂。

本例患者手心发热，伴大便秘结，腹胀感，初辨似属实热，但患者整体状态及舌脉均没有实热的表现，且为女性，年近六旬，故朱老辨其当为阴虚内热，故选方青蒿鳖甲汤合二至丸加味。首诊后疗效明显，可见辨证正确，守原方加健脾之品续调之。

◆ **病案三**

吴某，女，45 岁

初诊主诉：反复低热半月余。诉半月前无明显诱因出现低热，体温波动在 37.3℃左右，服用过头孢呋辛酯、利巴韦林分散片、左氧氟沙星等，症状无明显改善。平素有汗不多，近 2 日有畏冷喷嚏，纳一般，二便尚可，寐可。既往有癫痫病史，目前正在服用卡马西平片及氯硝西泮。舌红苔厚浊色黄白，脉弦。

处方 （3剂）	藿　香 9g	佩　兰 9g	金银花 15g
	香　薷 9g	板蓝根 15g	黄　芪 30g
	白　术 9g	防　风 9g	六一散 20g
	茯　苓 9g	桑　叶 9g	

二诊：诉服上药后体温已恢复正常 1 天，咽部有不适感，自觉疲乏明显，双下肢无力，近日脱发明显，舌淡红苔黄腻根部尤为明显，脉弦。

处方 同上方加车前草 15g、柴胡 9g、黄芩 9g，服 3 剂。

按 本例患者反复低热，舌苔厚浊黄白，正值盛夏，本应属外感发热，但该患者发病前并无明显外感症状，故朱老考虑当属湿热内蕴，且病久耗气，当有气虚，自拟芳香化湿之品加玉屏风散组方，酌加清热、解毒之品。朱老认为治疗湿邪为主的病证，处方不宜过于寒凉，湿遇温则易化，故在此方配上香薷，3 剂后体温既转为正常，疗效可谓显著。

 （五）鼾证

 病案举例

王某，男，38 岁

初诊主诉： 打鼾 5 年，加剧 1 年。诉 5 年多前无明显诱因逐渐开始出现鼾音，近 1 年多来鼾音明显加重，伴夜寐梦多，时有耳鸣，纳可，二便正常。舌红苔薄，脉弦。体型肥胖。

处方 （7 剂）	竹 茹 15g	枳 壳 9g	茯 苓 9g
	陈 皮 6g	远 志 9g	天竺黄 15g
	淡竹叶 9g	礞 石 9g（先煎）	僵 蚕 9g
	琥 珀 5g（冲服）	夏枯草 15g	小春花 15g

按 本例鼾证，患者正值壮年，除明显体型肥胖外，无其他明显可辨之征，故朱老考虑主要从痰从肝论治，方选温胆汤为基础方进行加减，重用化痰配用平肝之品治疗。本例的临证辨治思路提示在临床辨治时可适当参考体质学说的思想，不一定完全要拘泥于症状的描述及阳性的舌象及脉象。

第二章

医案集

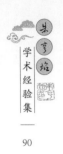

七、皮肤病类

◆ 病案一

邓某，男，37 岁

初诊主诉：双侧上肢起片状红色小丘疹 5 天，皮肤瘙痒明显，有少许皮屑。曾服用抗过敏药效果不佳，伴咽痒，偶咳无痰，口干口苦，尿频多、色黄，无尿痛。舌淡苔薄白，脉细弦。

处方（5剂）	金银花 15g	连 翘 9g	板蓝根 15g
	荆防各 9g	紫苏叶 9g	桂 枝 6g
	白 芍 12g	苦 参 9g	土茯苓 15g
	益智仁 15g	台乌药 9g	地肤子 15g
	芋环干 9g	牛蒡子 9g	薄 荷 9g

二诊：诉皮肤瘙痒稍好转，但仍有片状红色小丘疹，表面脱屑，口干较明显，尤其夜间，伴汗多。舌脉基本同前。

处方（7剂）	金银花 15g	连 翘 9g	沙 参 15g
	黄 芩 9g	生地黄 20g	半枝莲 15g
	麦 冬 9g	苦 参 9g	土茯苓 15g
	益智仁 15g	台乌药 9g	地肤子 15g
	蛇床子 15g	白鲜皮 15g	车前子 15g

药后随访，皮肤丘疹基本好转消退。

 朱老考虑本例患者系感受风热毒邪，外走肌肤，郁于腠理，致红疹外现，治宜泄热化毒。首选甘寒之金银花，既可清透疏表，亦能解血分热毒，尤为治疗热性疮疡之要药；配以连翘、板蓝根、苦参、土茯苓、牛蒡子等清热解毒之品共奏泄热化毒之功。治痒尤不能"忘风"，以荆防、苏叶、薄荷等品辛散透邪而邪不郁；热毒之邪可内伤营阴，故以麦冬、生地黄滋阴清热，佐以地肤子、蛇床子、白鲜皮祛风清热以止痒。同时此案实中有虚，症见尿频多，且舌淡苔薄白、脉弦细，当思其肝肾有不足，故用药中配用益智仁及乌药兼调肝肾。全方攻其实而补其虚，热毒清而肝肾固，诸症可愈。

◆ 病案二

吴某，男，84岁

初诊主诉： 反复身痒1周。无进食特殊食物，身上无皮疹，但搔抓后会起皮屑，局部皮肤发红，夜尿频多，口干口苦，纳可，大便尚正常。舌质红苔黄腻，脉弦。

处方 （5剂）	龙胆草 9g	黄 芩 9g	当 归 6g
	栀 子 9g	泽 泻 9g	柴 胡 9g
	生地黄 20g	知 母 9g	黄 柏 9g
	益智仁 15g	乌 药 9g	芋环干 9g
	苦 参 9g	土茯苓 15g	防 风 9g
	蝉 蜕 6g	远 志 9g	

二诊： 诉皮肤痒感较前改善，口干苦较前减轻。舌质仍偏红舌根黄，较前减退，脉弦。

处方	同上方加白鲜皮 15g、地肤子 15g，服7剂。

本例患者系老年男性，身痒伴舌红苔黄腻，故朱老考虑证属风湿、风热之邪侵袭人体，郁于肌肤腠理而致身痒；肝火上炎则口干口苦，方选龙胆泻肝汤合消风散加减。龙胆草苦寒可清泻肝经湿热，黄芩、栀子苦寒泻火、燥湿清热，加强龙胆草清热祛湿之力；泽泻渗湿泄热，导湿热下行；苦参、黄柏清热燥湿，共奏祛湿之功。肝为藏血之脏，实火耗伤阴血，且方中苦燥渗利伤阴之品居多，故用当归、生地黄滋阴养血，去邪而不伤阴血，还可养血活血，以防湿热之邪瘀阻血脉，并寓"治风先治血，血行风自灭"之意。肝性喜疏泄调达而恶抑郁，恐方中苦寒降泄之品抑制肝胆生发之气，故用柴胡疏理肝气，并能引诸药归于肝经。本方泻中有补、

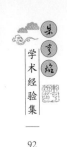

降中寓升、祛邪不伤正。痒自风而来，止痒必先疏风，方中防风、蝉蜕辛散透达、疏风止痒，苎环干活血祛风止痒。土茯苓祛湿解毒，可以治疗多种皮肤病。二诊加白鲜皮、地肤子以加强清热燥湿、祛风止痒之功。

◆ **病案三**

朱某，女，42 岁

初诊主诉： 脱发 20 余天。近日工作较繁重，精神紧张，出现脱发，伴疲劳感，腰酸腿软，精力较难集中，偶有心慌、胸闷不适。既往有甲状腺功能亢进病史，现仍有服用西药。舌苔薄白，脉弦。

处方（5 剂）	知 母 9g	黄 柏 9g	山茱萸 9g
	生地黄 20g	熟地黄 20g	淮山药 15g
	泽 泻 9g	白 芍 12g	牡丹皮 6g
	黄 芩 9g	夏枯草 15g	土茯苓 15g
	苦 参 9g	五味子 9g	

二诊： 诉仍有脱发，疲劳感及腰酸略有好转，舌脉仍同前。

处方 同上方加山楂 9g、决明子 9g、何首乌 15g，服 7 剂。

三诊： 诉脱发较前有减轻，疲劳感及腰酸基本缓解，精力改善，舌质红苔薄，脉弦。

处方 同二诊方加地肤子 15g，服 7 剂。

本例患者朱老考虑主要系阴虚火旺证，故选方知柏地黄汤加减。方中知母、黄柏滋肾阴清相火，熟地黄、生地黄滋肾养阴填精为君药。辅以山药补益脾肾而固精，山茱肉养肝肾而涩精；泽泻清泄肾浊，防熟地、生地之滋腻敛邪，且可清降肾中虚火；黄芩、牡丹皮清泄肝火，制山茱肉之温，且防酸涩敛邪，使滋补而不留邪，降泄而不伤正，乃补中有泻、寓泻于补；白芍、五味子酸甘，养血柔肝、敛阴，土茯苓、苦参清热祛湿泄浊，治其标。

◆ 病案四

曹某，男，20岁

初诊主诉： 反复颜面部、耳后及颈项部皮肤痤疮样损害2年余。曾就诊皮肤病院，症状无明显改善。无明显口干口苦，纳可，二便尚可，寐可。舌淡红全苔厚浊色黄白，脉弦。颜面、耳后及颈项部皮肤见多处红肿，有脓点、轻压痛，颈部可触及多个肿大淋巴结，质中、活动度可、有压痛。

处方 （7剂）		
龙胆草 9g	黄 芩 9g	当 归 6g
山栀子 9g	泽 泻 9g	柴 胡 9g
车前子 15g（布包）	生地黄 20g	藿香叶 9g
佩 兰 9g	茵陈蒿 15g	金银花 15g
半枝莲 15g	茯 苓 9g	苍 术 9g
白 术 9g	土茯苓 15g	白鲜皮 15g

二诊： 诉上药服后自觉颜面部等皮肤损害症减轻，舌淡红，苔厚浊、色黄白（较初诊日舌苔改善非常明显），脉弦。

处方	继复上方加大黄9g，服7剂。

三诊： 诉上药服后颜面等处皮损进一步减轻，色转淡，未发现新发皮损，舌淡红苔厚浊，脉弦。

处方 （7剂）		
龙胆草 9g	黄 芩 9g	当 归 6g
山栀子 9g	泽 泻 9g	柴 胡 9g
车前子 15g（布包）	生地黄 20g	六一散 30g
苍 术 6g	丹 参 9g	苦 参 15g
大 黄 5g（后下）	厚 朴 6g	土茯苓 15g

朱老临床喜用龙胆泻肝汤，尤其是针对舌苔厚腻明显的患者，使用时不仅仅拘泥于肝经湿热表现者。此例患者经过治疗后症状缓解明显，尤其是舌苔改善非常明显。本方中还配伍使用了清热解毒的中药，这是朱老治疗皮肤痤疮炎症明显时的特点之一。

第二章

医案集

第三章 论文集

【第一节】

中风Ⅰ、Ⅱ号口服液治疗急性脑出血的临床研究

郑　安　朱亨炤　黄华品　刘　楠　林求诚

林豫生　张　洪　庄晓芸　江　芳

本研究采用随机复合对照方法,将120例急性脑出血患者分为中风Ⅰ、Ⅱ号口服液加用西药治疗试验组和单纯用西药治疗对照组进行前瞻性研究,现报告于下。

一、资料与方法

1.临床资料

试验组60例,其中男36例,女24例,年龄48~75岁,平均60.7±10.7岁。临床症状:意识障碍28例,其中嗜睡14例、昏睡5例、浅昏迷6例、中至重度昏迷3例,头痛29例,呕吐25例。出血部位:基底节区37例,丘脑8例,脑叶12例,其他部位3例,其中破入脑室12例。对照组60例,其中男35例,女25例,年龄49~77岁,平均59.8±10.6岁。临床症状:意识障碍29例,其中嗜睡15例、昏睡6例、浅昏迷5例、中至重度昏迷3例;头痛30例,呕吐27例;出血部位:基底节区39例,丘脑6例,脑叶11例,其他部位4例,其中破入脑室13例。所有的病例均按1986年全国第二次脑血管疾病学术会议修订的标准和颅脑CT检查确诊,以上各项统计学处理,$P > 0.05$,两组具有可比性。

2. 治疗方法

两组病例均在起病后 1~3 天内进入研究，分急性期和恢复期两个阶段进行治疗。急性期疗程结束标准：①神志清楚。②血压、心率、呼吸等生命征平稳。③头痛、呕吐症状消失。急性期结束到治后 1 个月为恢复期。对照组急性期：应用降低颅内压抗脑水肿药（甘露醇或复方甘油），降血压药物（心痛定、开搏通等），维持水电解质平衡，支持治疗，昏迷患者入院 3 天后给鼻饲，合并感染者用抗生素。试验组急性期在上述治疗基础上加用中风 I 号口服液（黄芩、黄连、大黄、天竺黄、天麻、钩藤、夏枯草、白芍、木通、桑白皮、牡丹皮、生地黄、九节菖蒲等）30ml，每日 2 次。对照组恢复期：维持血压稳定药物（心痛定、开搏通等），神经营养药，支持治疗及肢体功能康复。试验组恢复期在上述西药治疗基础上加用中风 II 号口服液（党参、钩藤、地龙、赤芍、桃仁、红花、当归、黄芪、丹参、珍珠母、川芎、徐长卿、葛根等）30ml，每日 2 次。中风 I、II 号口服液均由本院药厂统一监制。

3. 观察指标

治疗前观察：①神经功能缺损积分值。②颅脑 CT 计算血肿量。急性期结束时复查：①神经功能缺损积分。②急性期病程（天数）。③神志恢复所需时间。④颅高压消除所需的时间。恢复期结束时复查：①神经功能缺损积分。②总的生活能力（即病残程度）。③颅脑 CT。

统计学处理：计数资料用卡方检验，计量资料用 t 检验，等级资料用 Ridit 检验。

二、结果

1. 疗效判断标准

参照 1986 年全国第二次脑血管疾病学术会议通过的标准。痊愈：病残程度 0 级。进步：功能缺损评分减少 8 分以上，且病残程度在 1~3 级。无效：功能缺损评分减少或增加不足 8 分，或增加 9 分以上。

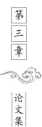

第三章

论文集

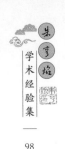

2. 结果

（1）两组急性期病程及神志恢复，颅高压消除时间比较（见表 1–1）。

表 1–1　两组急性期病程、神志恢复及颅高压消失时间比较（天，$\bar{x} \pm s$）

组别	急性期病程	神志恢复时间	颅高压消失时间
试验	9.63 ± 2.19（60）	3.64 ± 1.54（28）	8.75 ± 2.14（29）
对照	13.74 ± 2.54*（58）	6.34 ± 1.74*（27）	12.14 ± 2.36*（28）

注：与试验组比较，*$P < 0.01$；（　　）内为例数

对照组在急性期死亡 2 例。试验组渡过急性期所需的时间，神志恢复所需时间及颅高压消除所需时间均比对照组为短。

（2）两组神经功能缺损积分比较（见表 1–2）。

表 1–2　两组神经功能缺损积分比较（$\bar{x} \pm s$）

组别	例数	平均积分（分）		
		治疗前	急性期结束	全疗程结束
试验	60	25.46 ± 9.59	17.16 ± 6.39	6.3 ± 4.95
对照	58	25.83 ± 10.39	20.61 ± 7.14*	13.4 ± 4.53*

注：与试验组比较，*$P < 0.01$

治疗前两组神经功能缺损积分值相似，急性期结束时，两组积分均有不同程度减少即功能改善，而以试验组改善更为明显（$P < 0.01$）；经加用中风 II 号口服液后到疗程结束时，试验组平均积分值和积分减少值与对照组比较差异有非常显著性意义（$P < 0.01$）。

（3）两组颅脑 CT 检测结果比较（见表 1–3）。

两组颅脑 CT 显示的出血部位分布基本相似，治疗前两组血肿量按多田公式计算基本相同，而且出血量大、中、小的病例分布也相似，具有可比性。治疗后两组血肿全部吸收率差异有显著性意义。

表 1-3　两组治疗前后 CT 检测结果比较

组别	例数	治疗前					治疗后△	
		巨大血肿	大血肿	中血肿	小血肿	出血量（ml, $\bar{x} \pm S$）	全部吸收例（%）	部分吸收例（%）
				(例)				
试验	60	5	11	23	21	22.36±13.32	49（81.7）	11（18.3）
对照	60	3	12	22	23	23.41±17.67	35（60.3）*	23（39.7）

注：与试验组比较，*$P < 0.05$，χ^2 检验；△治疗后对照组复查 58 例

（4）两组总的生活能力（病残程度）改善比较。

试验组痊愈 19 例，好转 38 例，无效 3 例，总有效率 95%。对照组痊愈 15 例，好转 23 例，无效（包括死亡 2 例）22 例，总有效率 63.3%。两组疗效经 Ridit 分析，$P < 0.01$，试验组明显优于对照组。

三、讨论

急性脑出血病死率和致残率均较高，目前国内外仍无特效治疗方法，本课题组多年来采用中西医结合治疗，研制出中风Ⅰ、Ⅱ号口服液，经临床观察疗效显著。本研究采用随机复合对照研究方法，治疗前两组临床病情程度及 CT 显示的血肿大小、部位均相似，具有可比性。用中风Ⅰ号口服液的试验组急性期治疗时间、神志恢复所需时间和颅高压消失所需时间均比对照组缩短并有统计学意义。试验组急性期结束时神经功能缺损积分比对照组少，即积分减少值比对照组多，且均有统计学意义，意味着神经功能恢复较好，为随后的功能进一步康复奠定基础，中风Ⅰ号口服液取得较好疗效的可能机制：脑出血急性期的中医基本病机为心火炽盛、肝阳暴涨、络破血瘀、湿浊蒙窍，而中风Ⅰ号口服液具有泻火解毒、通俯泄热、凉血止血、平肝息风、利水消肿、开窍宁神等功效，这些药理作用能帮助患者消除脑水肿、降低颅内压，并促进其神志恢复。

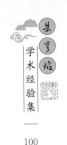

临床上转入恢复期，试验组加用中风Ⅱ号口服液，主要表现在进一步促进神经功能恢复、降低致残率，使许多患者能无残生活，恢复正常工作和生活能力。试验组全疗程结束时的神经功能缺损积分比对照组少，在急性期基础上进一步积分再减少值比对照组多并有统计学意义。脑出血恢复期的病机为气虚血瘀、肝阳上亢，我们用的中风Ⅱ号口服液具有补中益气、活血祛瘀、通经活络、平肝潜阳等功效。这些药效作用能改善脑部血液循环、促进颅内血肿的吸收，使患者的神经功能得到明显改善。

本研究还证明，试验组在疗程结束时，其颅脑 CT 显示血肿吸收率明显比对照组高。因试验条件及病情的限制，我们无法在急性期结束时复查 CT，因而，无法讨论颅内血肿的吸收中风Ⅰ号口服液与中风Ⅱ号口服液各起多少作用，但不管怎样，这两个方剂的序贯应用使试验组颅内血肿的吸收优于对照组这一事实是确切的，因而加用中药的疗效是肯定的。

综上所述，本研究结果表明中风Ⅰ、Ⅱ号口服液结合西医治疗急性脑出血，不但能改善患者神经功能缺损程度、促进颅内血肿的吸收，而且能降低致残率、明显改善总的生活能力，确实是脑出血治疗的一种良好方法。

中风Ⅱ号治疗脑梗死的药效学实验研究

李　栋　朱亨炤

急性脑梗死时，由于脑动脉闭塞导致供血区缺血、缺氧，脑组织正常代谢途径受到破坏，ATP 生成不足，使细胞膜上离子泵功能障碍，大量 Ca^{2+} 内流，兴奋性神经毒性物质产生，引发细胞膜的去极化，产生缺氧损伤电位。这种去极化在缺血中心被触发，不规律间歇性地扩散到梗死周围附近，抑制缺血、缺氧区功能，阻碍能量代谢及蛋白质合成，使缺血、缺氧区组织损伤进一步加剧。这一系列病理生理过程需要一定的时间，传统认为在缺血中心区动脉闭塞后 1h 内即可发生，3~6h 达到高峰。动物实验显示此过程更为短暂。如何在这种不稳定的短暂时间内（治疗时窗）迅速改善缺血区循环、挽救濒临死亡的脑组织、争取最大限度的神经细胞存活、缩小梗死面积，是治疗的关键所在。

一、材料和方法

1. 动物

沙土鼠 30 只，雌雄不限，体重 60~80 克，清洁级，浙江医科大学实验动物中心提供。

2. 药物与试剂

中风Ⅱ号口服液由福建省中医药研究院与福建医科大学附属协和医院共同开发研制（含量：生药 1g/ml），试验用人工脑脊液（sigma 公司产品），

第三章

论文集

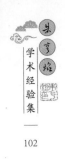
切片机 E-AO 型，日本日立公司产；121-MB 氨基酸自动分析仪，日本岛津公司产；四导生理仪，上海仪器厂产；微电极放大器，FZG-IA 上海仪器厂产。

3. 实验方法

将上述动物随机分成 3 组，每组 10 只，分为正常组、生理盐水组和中风Ⅱ号治疗组。造模方法选用张氏法，结扎沙土鼠一侧颈总动脉后缝合。正常组分离一侧颈总动脉但不结扎，然后缝合。给药途径：于结扎后立即灌胃，每次中风Ⅱ号口服液 1.5ml，以后 1/2h 灌胃 1 次，药量相同，直到实验断头处死为止。生理盐水组在相应时间内灌胃等量生理盐水，待动物出现转圈、翻滚、跳跃、狂奔、强直、昏迷等症状后，分别于 0.5h、1h、3h 断头处死。取出海马部位脑组织，将一侧半球海马组织切成 350 ~ 500μm 脑片，置于人工脑脊液中，通入 $95\%O_2+5\%CO_2$，室温孵育 1h 后，待反应稳定，将通入气体改为 $95\%N_2+5\%CO_2$，将微电极插入脑片同时开始记录缺氧时间。另外一侧半球海马组织加 10% 磺基水杨酸制成匀浆，离心 15min 后，取上清液经氨基酸自动分析仪测试。脑片缺氧群峰电位出现率计算方法：在四导生理仪上计录的细胞动作电位次数除以本时段的缺氧时间。

4. 数据处理

数据用 $\bar{x}\pm s$ 表示，统计结果由 SPSS 统计软件包处理。

二、结果

治疗结果见表 2-1、表 2-2。

表 2-1   脑片群峰电位随缺氧时间出现率（$\bar{x}\pm s$）

组别	缺氧时间				
	5min	10min	15min	20min	30min
正常组	8.41±0.21	20.7±0.30	62.7±0.17	58.5±0.35	39.6±0.25
生理盐水组	8.37±0.11	21.17±0.13	60.7±0.44	58.0±0.13	32.9±0.22
中风Ⅱ号组	5.0±0.07	9.21±0.39	17.07±0.50[1)	20.4±0.91[2)	23.9±0.45[2)

注：与正常组相比，生理盐水组 $P>0.05$；中风Ⅱ号组，1）$P<0.05$，2）$P<0.01$

表 2-2　海马组织兴奋性氨基酸含量测定（$\bar{x} \pm s$）　　　μmol/g 脑重

缺血时间	γ-氨基丁酸			谷氨酸		
	正常组	生理盐水组	中风Ⅱ号组	正常组	生理盐水组	中风Ⅱ号组
0.5h	2.96±0.12	2.92±0.13	3.16±1.51	7.05±0.18	7.34±1.51	7.07±0.37
1h	3.16±0.24	3.55±0.68	3.10±0.46[1]	8.63±0.68	8.86±0.47	7.51±1.62[1]
3h	3.28±0.47	3.95±0.55	2.64±0.31[1]	9.43±0.50	9.21±1.29	7.95±1.48[1]

注：与正常组，生理盐水组比较，1）$P < 0.05$

表 2-1 显示缺氧细胞在 15min 左右出现动作电位的频率最高，而到 30min 以后，则由于缺氧时间过长，细胞已开始出现坏死，故产生动作电位反应次数开始下降，而加用中风Ⅱ号后，细胞对缺氧的耐受性增强，不产生明显的缺氧电位。

三、讨论

近年来国内外均报道沙土鼠具有独特解剖学特征，即没有联系颈内动脉系统和椎基底动脉系统的后交通动脉，不能构成完整的 Willis 环，适合用作脑缺血的动物实验模型。但考虑到解剖结构变异的可能，我们采取沙土鼠神经系统阳性体征与脑组织病理切片光镜下观察证实相结合的方法，以确保造模的可靠性。

细胞的群峰电位在缺氧过程中出现被称为缺氧损伤电位，而海马部位细胞对缺氧最敏感，因此本实验主要观测海马部位神经元。大量的实验证明，脑组织的能量储备极少，一旦动脉闭塞后，缺血区细胞膜上的神经元离子泵因缺少能量而失去正常的维持细胞膜内外离子浓度平衡的功能，使大量 Ca^{2+} 由细胞外流入细胞内，形成 Ca^{2+} 超载，而 Ca^{2+} 超载、自由基形成、兴奋性氨基酸毒性物质释放、缺血细胞程序性死亡等一系列损伤相继连锁发生，又称"缺血损伤瀑布"。如何早期迅速中止瀑布效应，最大限度保护缺血区脑细胞成为当前研究热点之一。

兴奋性氨基酸大量释放引发兴奋性氨基酸受体被激活，从而导致神经元细胞死亡，称之为"神经毒性"。而这种被激活的兴奋性氨基酸受

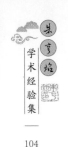

体又可进一步使 Ca^{2+} 大量内流。通过兴奋性氨基酸含量直接测定，可间接推断细胞膜上离子泵的功能状态，从而判断膜的稳定性。中风Ⅱ号由党参、黄芪、当归、赤芍、丹参等组成，其在治疗时间窗内的效果及作用机理，尤其在微观指标变化方面的研究未见报道。通过本实验可以看出，中风Ⅱ号针对脑缺血早期的干预性治疗确有一定疗效，这可能与其组方内含有以益气活血为主要功效的中药有关。而在微观量化指标方面我们可以看出，中风Ⅱ号主要通过抑制兴奋性氨基酸过多产生激活受体，在一定程度上维持膜的稳定性和抑制缺氧时群峰电位的产生，阻止其缺血、缺氧区神经细胞膜去极化达到治疗目的。本实验从微观方面揭示了中风Ⅱ号的一个作用机理，而对于损伤反应的其他方面，如自由基损伤、神经细胞程序性死亡等，由于实验条件所限未能涉及，有待于进一步研究。

血栓相关疾病30例与血小板聚集性增高等病理关系探讨

朱亨炤　冯亚　汪培清　汪碧萍　吴伟时

与血栓形成有关的疾病种类很多，包括常见的缺血性脑卒中、冠心病、脉管炎、糖尿病并发症等多种常见病、多发病，对中老年人群身体健康造成严重危害。为此，福州市中医院病生室与福州华侨塑料厂医院连续多年联合对福州市华侨塑料厂部分退休职工定期检测血小板功能、血液流变学及其他相关生化指标，力求从中发现相关的规律性关系，寻找一种适合社区医院防治上述各种疾病，早发现、早治疗、减少后遗症的简易方法。现将3年来该厂发生的血栓相关疾病与血小板聚集性异常增高等之间病理关系的初步分析报告如下。

一、资料与方法

1. 临床资料

血栓相关疾病30例（男15例、女15例），年龄：男＞60岁、女＞55岁，其中缺血性脑卒中10例；冠心病心梗急性发作17例；糖尿病并发症3例。

2. 诊断标准

以三甲医院收治住院确诊为准。

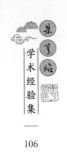

3. 资料选择

以住院当年发病前最末一次体检资料为准。

4. 对照组

当年同批体检人群随机抽取 30 例，其中男 15 例、女 15 例。

5. 检测项目及方法

①每年 11 月清晨集中空腹采血。②血小板聚集功能测定采用 PRECIL LBY–NJ4 血小板聚集仪，试剂 ADP 为 SIGMA CHEMICAL COMPANY 产品。③血液流变学指标测定采用 PRECIL LBY–N6B 自动血液流变仪。④血生化各项指标测定采用 HITACHI PHOTOMETER 4020 生化仪，试剂为北京北化康泰临床试剂有限公司产品。

6. 统计学处理

用 SPSS13.0 软件处理数据。数据以均数 ± 标准差表示，采用 t 检验判定两指标间差异。

二、结果

（1）血小板聚集功能各项指标发病组与对照组比较均有显著差异，显示发病组患者血小板处于高度敏感状态，反应阈值降低，反应强度增强，一般剂量的诱导剂 ADP 即可诱发异常强烈的聚集反应，从而导致血栓形成。见表 3–1。

表 3–1　血小板聚集功能的结果比较

项目	血小板 1 分钟聚集率	血小板 3 分钟聚集率	血小板 5 分钟聚集率	血小板最大聚集率
对照组	45.42 ± 4.57	50.38 ± 5.88	51.12 ± 6.33	52.90 ± 6.15
发病组	$54.15 \pm 2.67^{**}$	$61.41 \pm 2.75^{**}$	$62.38 \pm 2.91^{**}$	$64.64 \pm 2.38^{**}$

注：$^{**}P < 0.01$，$^{*}P < 0.05$

（2）血液流变学各项指标中全血低切、中切、高切黏度，血细胞比容，红细胞聚集指数发病组与对照组比较均有显著差异，显示发病组患者全血黏度显著增高，血细胞比容增高及红细胞聚集性增高为主要原因。其他指标二者差异虽一般不显著，但因对照组并非正常人群，而且发病组患者全血高切黏度显著增高，故可认为发病组患者红细胞膜刚性及变形性同样不正常。见表3-2。

（3）生化各指标中三酰甘油发病组与对照组比较有显著差异。见表3-3。

表3-2　血液流变学指标的结果比较

项目		对照组		发病组	
		男	女	男	女
全血粘度（mpr·s）	150s—	4.23±0.27	3.91±0.36	5.05±0.26**	4.71±0.23**
	60s—	5.13±0.34	4.65±0.45	6.15±0.28**	5.7±0.24**
	10s—	8.08±0.81	7.26±0.84	10.47±0.63**	9.43±0.39**
血细胞比容（L/L）		0.459±0.028	0.391±0.031	0.494±0.032**	0.452±0.035**
血沉（mm/h）		20.6±13.43	30.0±9.37	16.1±10.64	24.53±10.76
红细胞聚集指数		1.91±0.11	1.83±0.14	2.07±0.09**	2.01±0.11**
红细胞刚性指数		5.30±0.88	5.02±0.58	5.64±0.50	5.36±0.32*
红细胞变形指数		0.85±0.079	0.90±0.077	0.84±0.051	0.86±0.048
纤维蛋白原（g/L）		3.78±0.34	3.72±0.25	3.65±0.28	3.67±0.31

注：**$P < 0.01$，*$P < 0.05$

表3-3　生化各指标的结果比较

项目		TC（mmol/L）	TG（mmol/L）	HDL-C（mmol/L）	GLU（mmol/L）
对照组	男	4.66±0.78	1.47±0.28	1.07±0.27	5.16±0.95
	女	4.74±1.01	1.52±0.54	1.14±0.23	5.29±1.25
发病组	男	4.26±0.57	2.02±1.10*	1.30±0.22*	5.71±2.40
	女	4.79±0.86	2.83±0.95**	1.19±0.29	5.55±1.26

注：**$P < 0.01$，*$P < 0.05$

第三章

论文集

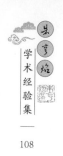
三、讨论

血液流变学、血小板聚集功能与血栓相关疾病关系密切。血液流变学异常，血细胞比容增高，聚集性增高，细胞膜弹性降低，血液处于浓、黏、凝、聚状态，造成循环阻力增大，血行紊乱，血流瘀滞，血管损伤，是各种血栓相关疾病发生的病理基础，也是中医学血瘀证和痰证的重要发病机制。血小板聚集功能异常增高，血小板处于高敏状态，一般的刺激即可诱发异常强烈的聚集反应，从而引起各种内源性和外源性凝血过程，是各种血栓相关疾病发生的启动因素，因此也可视为各种血栓相关疾病发病处于高危状态的一种信号。在本组资料的统计中可见，30 例血栓相关疾病患者发病前，血液流变学及血小板功能指标较对照组有较为显著的差异，尤其是血小板聚集功能的各项指标均有显著差异，显示出血液流变学及血小板功能异常与血栓相关疾病发病之间密切的病理关系。当患者血液流变学异常，血液处于高凝的病理状态时，血小板聚集性的异常增高使各种血栓性疾病的发病风险大为提高。血液流变学与血小板功能二者关系密不可分，血液流变学异常是血栓病发生的基础，血小板功能异常则相当于血栓病发生的先决条件。如果只有单纯的血液流变学异常或单纯的血小板功能异常，血栓病发生的概率一般并不高，但若二者兼有则概率加倍。故血液流变学异常的情况下，血小板聚集功能异常增高可作为一种血栓病即将发病的高度敏感的标志性指标来使用。基于上述认识，福州华侨塑料厂医院在临床实践中，对于检测中发现的血液流变学及血小板功能异常增高的高危人群及时采用抗凝疗法，给予服用各种抗血小板药物，同时采用其他降低血液流变性的各种疗法，从而与以往相比大大降低了血栓相关疾病的发病率、住院率以及相应的各种后遗症，收到了防病治病的良好效果。

高血压性脑出血中医辨证与血清MBP含量的关系研究

朱亨炤　王新高　林求诚　郑　安　刘　楠　郑祥雄　叶钦勇

高血压性脑出血（hypertensive cerebral hemorrhage，HTCH）在中医学属中风病中脏腑范畴，而部分脑出血轻者亦可归于中风病中经络范畴。1986年中华全国中医内科学会制订的《中风病中医诊断、疗效评定标准》，虽使中风病各证候的概念、命名趋于规范化，但是对于证候的诊断，由于缺乏客观性的标准，因而证的确立仍存在极大的盲目性、随意性。本研究拟从生物化学角度以髓鞘碱性蛋白（myelin basic protein，MBP）为指标，对HTCH中医各证候作出客观化、定量化诊断，从而更好地指导临床规范化治疗。

一、资料与方法

1.诊断标准

高血压性脑出血的诊断标准（参照1995年全国第四届脑血管病学术会议通过的《各类脑血管疾病诊断要点》）：①常于体力活动或情绪激动时发病。②发作时常有反复呕吐、头痛和血压升高。③病情进展迅速，常出现意识障碍，偏瘫和其他神经系统局灶症状。④多有高血压病史。⑤有条件时可首先作CT或MRI检查。⑥腰穿脑脊液多含血和压力增高（其中20%左右可不含血）。

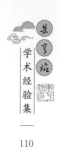
2. 高血压性脑出血的中医辨证分型

参照 1986 年中华全国中医学会内科学会修订的《中风病中医诊断、疗效评定标准》宜分为以下 6 型：①风火上扰清窍型：平素多有眩晕、麻木之症，情志相激病势突变，神识恍惚、迷蒙，半身不遂而肢体强痉拘急，便干便秘，舌红绛、苔黄腻而干，脉弦滑数。②痰湿蒙闭心神型：素体多有阳虚湿痰内蕴，病发见神昏，半身不遂而肢体松懈瘫软不温，甚则四肢逆冷，面白唇暗，痰涎壅盛，舌暗淡苔白腻，脉沉滑或沉缓。③痰热内闭心窍型：起病骤急，神昏，昏愦，鼻鼾痰鸣，半身不遂而肢体强痉拘急，项强身热，躁扰不宁，甚则手足厥冷，频繁抽搐，偶见呕血，舌红绛苔褐黄干腻，脉弦滑数。④元气败脱，心神散乱型：突然神昏，昏愦，肢体瘫软，手撒肢冷汗多，重则周身湿冷，二便自遗，舌痿，舌质紫暗苔白腻，脉沉缓、沉微。⑤气虚血瘀型：半身不遂，口舌歪斜，言语謇涩或不语，遍身麻木，面色淡白，气短乏力，口角流涎，自汗出，心悸，便溏，手足肿胀，舌暗淡苔薄白或白腻，脉沉细、细缓或细弦。⑥阴虚风动型：半身不遂，口舌歪斜，舌强言謇或不语，遍身麻木，烦躁失眠，眩晕耳鸣，手足心热，舌红绛或暗红苔少或无，脉细弦或细弦数。

3. 研究对象

所有病例均来自 1998 年 9 月至 2000 年 3 月福建医科大学附属协和医院神经内科住院病人。共收集符合条件病例 96 例，其中男 58 例，女 38 例；年龄 49~82 岁，平均（63.85 ± 11.74）岁；均为基底节区脑出血，其中左侧基底节区 45 例、右侧基底节区 51 例、破入脑室者 33 例。

正常对照组来源于福建省中医药研究院门诊部老年体检者，无心、肝、脑、肾、内分泌系统等严重病变。共收集 30 例，男 16 例，女 14 例；年龄 51~72 岁，平均（61.37 ± 8.82）岁。经齐同性检验，正常对照组与高血压性脑出血组在年龄、性别上具有可比性。

（1）病例纳入原则：所选病列均需既符合高血压性脑出血的诊断要点，又可根据《中风病中医诊断、疗效评定标准》辨证为其中某一证型者。

（2）病例排除原则：排除其他脑血管疾病及合并有肝、肾、造血系统和内分泌系统等严重原发性疾病和精神病患者，同时不能被辨证为上述 6 型之一者。

二、研究方法

在入院进行影像学检查同时抽取静脉血 3ml 迅速放入 4℃ 冰箱静置 1~2 小时待凝，凝固后立即以高速冷冻离心机（每分钟 3000rpm）离心 15 分钟，分离血清，置于 –30℃ 低温冰箱保存待测。按照陈俊杰等建立的方法，采用双抗体夹心酶联免疫吸附定量测定血清 MBP，单位 μg/L，药盒由华西医科大学重组 DNA 研究室提供。所用仪器为上海第三分析仪器厂生产的 511 型酶标仪。

正常对照组 30 例，按上述方法检测血清 MBP 含量。

三、统计方法

所用数据以均数 ± 标准差（$\bar{x} \pm s$）表示，2 组数据比较用 t 检验，多组数据比较用 F 检验并进行 q 检验。以上部分统计工作在 SPSS 统计软件支持下于 IBM–PC 上进行。

四、结果

（1）高血压性脑出血患者血清 MBP 含量与正常对照组比较（见表 4–1）。

表 4–1　HTCH 患者血清 MBP 含量与正常对照组比较

组别	n	MBP（μg/L）	t 值	P 值
正常对照组	30	2.18 ± 0.64	11.254	< 0.01
高血压性脑出血组	96	6.29 ± 3.39		

t 值、P 值均为与正常对照组比较

表 4–1 结果显示高血压性脑出血患者血清 MBP 含量显著高于正常对照组。

第三章

论文集——

111

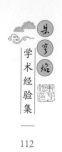

（2）高血压性脑出血中医不同证型的血清 MBP 含量（见表4-2）。

表4-2　HTCH 中医不同证型的血清 MBP 含量

证型	n	MBP（μg/L）
风火上扰清窍型	15	7.37±1.28
痰湿蒙闭心神型	13	4.72±1.06
痰热内闭心窍型	12	7.12±1.29
元气败脱，心神散乱型	9	14.81±2.35
气虚血瘀型	22	5.99±1.05
阴虚风动型	25	3.19±0.58

经 F 检验，$P < 0.01$，说明各证型的血清 MBP 含量均数差异有非常显著性意义

HTCH 中医不同证型的血清 MBP 含量均数两两比较，除风火上扰清窍型与痰热内闭心窍型的血清 MBP 含量差异无显著性意义外，其他各证型间的血清 MBP 含量差异均有显著性意义。

五、讨论

MBP 是中枢神经系统髓鞘所特有的蛋白质，约占髓鞘蛋白质总量的30%，具有显著的组织和细胞特异性。它位于髓鞘浆膜面，带正电荷，与髓鞘脂质紧密结合，维持着中枢神经系统髓鞘结构和功能的稳定。当外伤或疾病累及神经髓鞘时，MBP 可释放入脑脊液，小部分进入血液，当血脑屏障破坏或通透性改变时，血液中 MBP 也会明显增多。因此脑脊液和血液 MBP 含量测定是反映脑神经组织细胞有无实质性损伤的特异标记，其含量高低可反映损伤的范围及其严重程度。滕军放作过研究，发现急性脑血管病患者血清和脑脊液 MBP 含量之间呈正直线相关（$r=0.76$，$P < 0.01$）。血清和脑脊液 MBP 含量与急性脑血管病的意识障碍、肢体瘫痪、CT 扫描显示的脑损害程度和部位呈一致性，提示测定血清和脑脊液内脑损害后释放的 MBP 含量对急性脑血管病的诊断、预后判断具有临

床价值。在脑出血中，由于血肿压迫、脑组织的水肿、缺血缺氧等改变导致神经组织脱髓鞘，同时由于脑出血时多有血脑屏障破坏或其通透性改变，故进入血清中的 MBP 量会明显增高，且增高的程度与出血量有关。另一方面，由于血清标本比脑脊液更易获得，尤其是对严重脑出血患者，腰穿检测脑脊液有诱发脑疝的危险，因此临床通过检测血清 MBP 含量以反映脑实质损伤情况不失为一种安全而可靠的办法。

在本研究中，表 4-1 结果显示高血压性脑出血患者血清 MBP 含量较对照组有明显增高（$P < 0.01$）。表 4-2 显示高血压性脑出血中医各证型的血清 MBP 含量差异显著。经 q 检验发现除风火上扰清窍型与痰热内闭心窍型 2 型血清 MBP 含量差异无显著性意义外，其余差异均有显著性意义，说明血清 MBP 含量是反映中医各证型病情轻重的较敏感指标，对中医各证型鉴别诊断具有一定意义。

朱亨炤主任医师辨治老年脑病经验

陈　祺　朱亨炤

朱亨炤主任医师系第四批全国老中医专家学术经验继承工作指导老师，福建省中医药研究院神经内科主任医师，福建省中医脑病分会主任委员，从事中医脑病的临床与科研工作近四十载，学贯中西。笔者有幸成为朱师的学术经验继承人，两年多来随朱师临床，侍诊左右，亲睹朱师临床辨治脑病，每获良效，现将朱师治疗老年脑病的经验浅析如下。

一、老年脑病的基本病机

朱师认为，老年脑病因其特殊的发病阶段及疾病特点，其疾病发生发展的基本病机应为风痰瘀作祟，气血失和，肝肾失调。

1. 风痰瘀作祟

任何疾病的发生，多有其"标实"的存在，即所谓"邪"，或是从外而入，或由内而发。老年脑病的发生亦是如此，经过多年的临床观察和积累，朱师认为，风痰瘀是老年脑病最常见的"邪"之所在。

朱师认为，风为百病之长，其性升散，易袭阳位，风邪致病具有动摇不定的特点。在老年脑病中，临床见癫痫、眩晕、震颤等症状时多有风邪作祟的因素夹杂其中；而现代人的饮食习惯多肥甘厚味，使得痰湿体质者越来越多，而痰浊内扰最易阻碍经络气血，阻滞气机，蒙蔽清阳，日久易郁而化火，扰乱心神，临床上神昏、谵语、发狂、肢体麻木、喉中痰鸣等症兼见舌苔厚腻者，当必考虑痰浊之邪；另一方面，朱师在临床上十分强调瘀血在老年脑病中的存在，血行障碍迟滞或血失固摄而溢于脉外，皆可形成瘀血，阻滞脑络，变生脑病，且其所致脑病多易生急证、险证、重证或疑难之证。结合现代医学在血液流变学等方面的研究成果，朱师认为，临床上大多脑病症状的出现都应考虑到瘀血因素的存在，而不一定需要出现疼痛、肿块、紫绀、舌质紫暗瘀点瘀斑等中医传统的瘀血指征。

2. 气血失和　肝肾失调

朱师认为，风痰瘀作为老年脑病的"邪"之实者，其侵患人体，必然殃及气血，气血失和是老年脑病的重要因素，而从整体而言，则应着眼于肝肾的失调。气为一身之主，其升降出入、温煦内外功能正常，则神清气爽，活动自如。若邪从外入，或由内生，伤及于气，使气机失常则百病由生。正如张景岳所言："夫百病皆生于气，正如气之所用，无所不至，一有不调，则无所不病，故其在外则有六气之侵，在内则有九气之乱，而病之为虚为实，为热为寒，甚其变态，莫可名状，欲求其本，则正一气字足以尽之，盖气有不调之处，即病本所在之处也。"可见，气机失常在疾病发生中的重要作用，在脑病中亦是如此。而气与血相互依存、相互为用，不仅在生理上息息相关，在病理上亦关系密切。《医学入门》就已提出："人知百病生于气，而不知血为百病之胎也。"气与血的相互关联，结合中医传统的"初病在气，久病入血"等观点以及现代医学对脑病微观结构认识的逐渐深入，朱师认为，气血失和正是老年脑病发生发展的重要因素。

老年脑病患者主体为老年人，机体是处于功能逐渐减退的生命时期，从现代医学的角度而言，老年人多患有多种基础性疾病。朱师认为，认识疾病，应当整体与局部相结合，可视病情轻重缓急有所侧重，但不可偏废。老年脑病的发生，局部定位于脑，但从整体而言当着眼于肝肾。肝为多气多血之脏，体阴而用阳，肾藏精，主骨生髓，若肝肾之阴不足，阴虚不能制阳，肝阳上亢，即可引动风痰，伤及血络，殃及脑腑，则引发脑病，其病发在脑，但其根在肝肾。

二、基本治法及处方配伍特点

1. 基本治法

基于对老年脑病基本病机的认识，朱师临证辨治老年脑病，治标多从息风化痰祛瘀入手，治本以调畅气血、调肝补肾为总体方向，并根据疾病的性质及轻重缓急，将治标与治本相结合，形成了平肝息风、疏肝理气、理气活血、清肝化痰、补益肝肾5种辨治老年脑病的基本治法。①平肝息风法主要应用于伴有头痛、眩晕、震颤、抽搐等症状的老年脑病患者，尤其适用于伴有高血压病者。朱师认为，此风当以内风居多，且老年患者多阴虚阳亢之质，故在治风之时，当首先考虑平肝以息风，兼顾肝肾，故此法多选用天麻钩藤饮为基本方加减，方中栀子、黄芩过于寒凉，当视病情寒热酌情使用。②疏肝理气法主要应用于老年脑病中伴有明显抑郁焦虑症状者，大多表现有主诉较多，对病情十分担忧，反复询问预后情况，平素性格多思多虑，喜太息，失眠等症状，此法首选丹栀逍遥丸为基本方加减。③理气活血法主要应用于伴有肢体感觉或活动障碍者。朱师认为，老年脑病的局部病位在于脑，若兼见肢体感觉或活动障碍者多病情较重，病程较长，气血运行必受到严重影响，此时理气活血应当放到首要位置，此法多选用补阳还五汤为基本方加减。④清肝化痰法主要应用于痰热征象明显的老年脑病患者，临床上大多兼见口苦口臭、大便秘结，舌苔厚腻等症状，此法多选用龙胆泻肝汤合礞石滚痰丸或温胆汤为基本方加减，朱师指出选用此法治疗时，仍应考虑老年本虚之体，不宜久用。⑤补益肝肾法主要应用于老年脑病患者病情尚平稳的病缓之时，朱师认为，老年时期机体功能逐渐衰退，多患有多种基础性疾病，临床上常伴有腰膝酸软、耳鸣耳聋、记忆力减退、夜尿频多等症状，而老年脑病病程往往较长，在疾病的病缓之时，应将辨治重点回归病本之所在，即补益肝肾，此法选取地黄丸系列方随证化裁使用。

2.配伍选药特点

经过长期的临床实践，朱师根据老年脑病的特点，在配伍上尤其喜用虫药，并酌加顾护脾胃之品。叶天士曾言："病久则邪风混处其间，草木不能见其效，当以虫蚁疏络逐邪。"朱师认为，虫类药多为血肉有情之品，最具走窜之性，为搜风通络之良药，其具有独特的疗效，常非草木类药物所能及，善治风痰瘀之顽疾，而老年脑病病程较长，多为疑难顽症，且其病标多在风痰瘀作祟，临证处方时当适当配伍使用虫类药。因此，其在临证辨治偏头痛、癫痫、血管性痴呆、血管性眩晕等老年脑病时，常配伍使用蜈蚣、全蝎、地龙等虫类药，每可获得良效。

另一方面，朱师尤其强调后天脾胃的重要性，其认为，脾胃作为后天之本、气血生化之源，对于老年人而言具有非常重要的意义，因此朱师在处方用药时不喜过用苦寒之剂，若因病情需要确当使用苦寒之剂，也时时注意到药量及疗程的控制，并同时配伍健胃醒脾之品，如白术、茯苓、砂仁、木香等品，以时时顾护脾胃为要。

三、验案举例

陈某某，男，67岁。2009年4月13日初诊。反复头晕1年余，近1个月来头晕加剧，行走或站立时尤甚，伴耳鸣，时有喘促，下肢酸软无力，夜尿频多，时大便秘结，心烦，口干明显，寐差，舌红苔光少，脉弦细略数。2008年12月福建省立医院复查颅脑MRI：腔隙性脑梗死，轻度脑萎缩，部分鼻窦炎，乳突炎；双侧颈动脉彩超：双侧颈动脉粥样硬化声像改变伴斑块形成。辨证为阴虚有热、肝风内动，治以滋阴清热、平肝息风，以知柏地黄丸合天麻钩藤饮加减：知母9g，黄柏9g，山萸肉9g，生熟地黄各20g，泽泻9g，茯苓9g，天麻9g，钩藤15g，白芍12g，牛膝9g，桑寄生15g，夜交藤15g，桔梗9g，龙牡（先煎）各30g，赤芍9g，丹参9g，地龙6g，火麻仁15g。共7剂。每日1剂，水煎服。

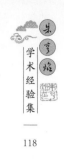
2009年4月19日，二诊：药后头晕症稍减，大便稍畅，仍感耳鸣，下肢酸软无力，口干，寐欠佳，舌脉同上，改方：上方加麦冬9g、茯苓9g、砂仁（后入）4.5g，予7剂继服。1周后随访，头晕等诸症改善明显，嘱其可守方继服，后未见再诊。

按：患者以头晕为主诉就诊，伴见下肢酸软、耳鸣、夜尿频多、口干、舌红苔光少等症，首诊朱师即从肝肾着手，滋肾阴、息肝风，选方知柏地黄丸合天麻钩藤饮合方加减化裁。因患者近日头晕加重，故方中加龙牡以加强平肝潜阳之力；同时配以桔梗，与牛膝一升一降，调理气机；酌加赤芍、丹参凉血活血，以虫类药地龙清热息风、通络，兼平喘促。7剂后药有小效，即守方加减，配伍麦冬养胃阴，茯苓、白术健脾气。此例治疗以肝肾为本，滋阴息风，兼调气血，同时顾护脾胃，全方标本兼治，思路清晰，配伍得当，疗效显著。

四、体会

老年脑病病情十分复杂，笔者临证辨治常感力不从心，有幸师承朱师，见其临证辨治脑病思路清晰，标本分明，缓急有序，诸法方药在老师笔下各司其职，看似简单，却又变化无常。朱师常说，临床上遇到的情况常是千变万化，心有定法，法有定方，以不变应万变，则临证胸有成竹，但面对复杂的临床现象，亦绝不是简单的一一对应的单一思维方式，应当运用中医的整体思维方式，权衡各方轻重，分清主次，方可最后定方选药。笔者虽天赋不敏，亦窥其一二，希冀能有所传承，利人利己，与同道共进。

朱亨炤异病同治验案两则

杨　芳　朱亨炤

朱亨炤主任医师是福建省中医药研究院神经内科主任医师，第四批全国老中医药专家学术经验继承工作指导老师，从事脑病临床科研工作30余年，学贯中西，学验俱丰。但在其日常临床工作中，不乏有其他学科病种，朱主任根据"异病同治"理论，擅长使用龙胆泻肝汤、温胆汤、天麻钩藤饮、丹栀逍遥散、六味地黄丸等多张方剂加减应用于临床多种疾病。笔者有幸随诊其左右，深受教诲。现选其使用龙胆泻肝汤验案两则以阐释"异病同治"理论。

一、验案

脂溢性皮炎合慢性肠炎

验案1

卢某，男，60岁，2010年3月10日就诊。主诉反复头皮痒1年余，伴脱屑明显，初起仅侧头部痒感，而后逐渐发展至全头部发痒，曾就诊多家医院，服用西药治疗均未见效。舌淡红苔黄，脉弦数。既往有糖尿病及慢性肠炎史，每日排便5~6次，矢气频频。辨证为肝经湿热、挟火上炎，治宜清肝泻火、祛湿止痒。处方：龙胆草9g，黄芩9g，当归6g，栀子9g，泽泻9g，柴胡9g，生地20g，土茯苓15g，苦参9g，蒺藜9g，白鲜皮15g，地肤子15g，芋环干（福州本地特色药）15g，蝉蜕6g，僵蚕9g，金银花15g，车前子15g，芡实9g。服用7剂后即感头皮发痒明显好转，脱屑减轻，且每日排便次数明显减少，仅2~3次，此后多

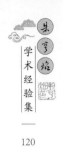
在原方的基础上进行加减治疗，头皮痒逐渐消失，排便次数减至每日1~2次。

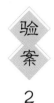

阴道炎合类风湿关节炎

黄某，女，54岁，2009年12月14日就诊。主诉带下色黄量多异味重半年余，伴外阴瘙痒，无接触性出血，已停经4年，伴口干口苦，夜寐欠佳，二便尚可，舌淡红苔白腻，脉弦细。辨证为肝经湿热下注，治宜清泻肝经湿热。处方：龙胆草9g，黄芩9g，当归6g，栀子9g，泽泻9g，柴胡9g，生地20g，车前子15g，芡实9g，黄柏9g，甘草5g。服用5剂后诉带下明显好转，量减少且异味减轻，既往曾患类风湿关节炎2年余，服用西药但疗效欠佳，双手指关节麻木疼痛，伴关节变形，活动欠灵活，甚则无法拧毛巾，药后手指麻木疼痛减轻，活动较前灵活，可拧毛巾，生活质量明显改善。

二、体会

龙胆泻肝汤出自《医方集解》，由龙胆草、黄芩、栀子、泽泻、木通、车前子、当归、生地、柴胡、生草等组成，具有泻肝胆实火、清下焦湿热之功，主治由肝胆实火、肝经湿热循经上扰下注所致诸病，为常用方剂。以上两例患者均辨证有肝经湿热，经龙胆泻肝汤加减治疗后病情均有明显好转，药后不仅就诊时主诉的主要症情缓解，而且与之合并的其他慢性疾病也有了明的改善。

中医治疗疾病的优势之一就是辨证论治，也就是个体化治疗，以上两条典型验案就是针对患者个体情况进行了准确的辨证，再使用龙胆泻肝汤为主方加减，配伍适当的药物进行治疗，药后均收到了事半功倍的效果。

事实说明中医的"证"是一种多系统、多靶点、多层次病理改变的综合，而中药也同样是作用在多靶点上的，因此，使用相同的方法用于不同的疾病都可能获取疗效。但是在临床运用时，也不能一味滥用"异病同治"

的概念进行治疗，应注意了解不同疾病出现类似症状的真伪，去伪存真；探究这些症状的发展过程和变化轨迹，推测其转归；判断这组症状的更深层病机是否相同；此外，还需考虑剂量的变化以及对疾病治疗的加减，运用适合这种疾病的不同中药来治疗，这样才能体现出中医学辨证论治的灵活性。总而言之，应该既重视证的同一性，又要了解病的差异性，把握好整体与局部的关系，才能在临床中获取良好的疗效。

第七节

中风Ⅱ号对局灶性脑缺血大鼠NF-κB表达的影响

林信富　武一曼　潘晓鸣　陈素娟　施　菱　郑雪花　朱亨炤

炎症反应可以抑制神经元再生及脑卒中后功能恢复，是缺血性脑卒中后继发性脑损伤的重要原因。作为多种信号途径共同节点的核因子-κB（NF-κB）是细胞内重要的转录因子，参与体内多种细胞炎症因子的转录与调节，与炎症反应密切相关。近年研究表明 NF-κB 的激活及其下游促炎细胞因子的释放与脑缺血继发性脑损伤密切相关。本研究通过观察益气活血息风法中药中风Ⅱ号口服液对 MCAO 大鼠 NF-κB 表达的影响，探讨其对脑缺血大鼠的脑保护作用机制。

一、材料

1. 动物

清洁级 SD 大鼠 42 只，雄性，体质量 240~300g，由福建医科大学实验动物中心提供，许可证号：SCXK［闽］2012001。

2. 药物与试剂

中风Ⅱ号口服液由黄芪、党参、当归、地龙、丹参、赤芍、川芎、钩藤、大黄等组成。药材用水煎煮后过滤，浓缩至流浸膏，乙醇醇沉，过滤回收乙醇，最终滤液加水调至含生药量 $2g \cdot ml^{-1}$，分装灭菌，100ml/瓶，由福建省中医药研究院监制。氯化 -2，3，5- 三苯基四氮唑（TTC），兔抗大鼠 NF-κB p65、β-actin 抗体（美国 Santa Cruz 公司），辣根过氧化物酶（HRP）标记的羊抗兔 IgG 抗体，PVDF 膜（美国 Millipore 公司）。

二、方法

1. 分组与给药

适应性喂养 1 周后，按体质量随机抽取 6 只大鼠作为对照组（A 组），其余 36 只大鼠按照"2. 模型制备"中的方法制备 MCAO 局灶性脑缺血大鼠模型，在手术后 2h 进行神经功能评分，按评分随机分成模型组（B 组）、中风Ⅱ号组（C 组），每组各 18 只，按评分随机分成给药 1d、3d、7d 3 个时间点组，每个时间点组 6 只。术后第 2 天开始，B 组予生理盐水 5ml·kg⁻¹ 灌胃，C 组予中风Ⅱ号 5ml·kg⁻¹ 灌胃，均为每天 2 次，按时间点分别灌胃 1d、3d、7d，A 组不给药。

2. 模型制备

参照 Zea Longa 等线栓法制作大鼠大脑中动脉缺血模型。10% 水合氯醛（35mg/kg）腹腔注射麻醉大鼠，仰卧固定。颈部备皮，消毒，取正中切口。暴露、分离左侧颈总动脉、颈外动脉及颈内动脉。用真丝线依次结扎颈总动脉近心端及颈外动脉，用微型血管夹夹闭颈内动脉。在颈总动脉结扎处上 1mm 处剪一小切口，插入直径为 0.26mm 的单丝尼龙线（从颈总动脉分叉处起计算插入 18～22mm），松开微型血管夹，缓慢推动尼龙线，使之进入颈内动脉直至感觉有少许阻力为止，固定栓线，逐层缝合颈部切口。术后保持体温。

3. 神经功能缺损评分

B 组、C 组动物在手术后 2h 及处死前参考 Zea Longa 神经功能评分方法分别进行神经功能缺损评分。0 分：无神经功能障碍；1 分：提尾见瘫痪侧前肢回收屈曲不能；2 分：除 1 级体征外，向瘫痪阻力降低；3 分：大鼠爬行时向瘫痪侧旋转或倾斜；4 分：不能自发行走或处于昏迷状态。

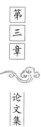

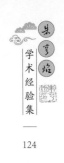

4. TTC 法检测脑组织缺血面积

各组大鼠分别在术后各时间点迅速取脑，前脑立即置于 –20℃冰箱冷冻 20min 做 2mm 厚冠状切片，置 2%TTC 溶液中，37℃避光孵育 30min。白色为梗死灶，红色为正常脑组织。拍照脑片进行图片分析，计算出脑组织缺血面积比值。

5.Western blot 检测 NF–κB p65 蛋白表达

取保存于液氮中脑组织 100mg 剪碎，RIPA 裂解液裂解后冰浴匀浆，12000r/min 4℃离心 10min，提取总蛋白，考马斯亮蓝法测定总蛋白浓度。加样量 30μg 样品行 10%SDS–PAGE 凝胶电泳，采用半干转膜法转膜至 PVDF（转膜条件：20v，30min）。5% 脱脂奶粉的封闭液室温封闭 1h，加兔抗大鼠 NF–κB p65（1：300）和兔抗大鼠 β–actin 抗体（1：1000），4℃反应过夜；TBST 洗 10min×3 次，加辣根过氧化物酶（HRP）标记的羊抗兔抗体（1：3000），室温、避光摇床孵育 1h，TBST 洗 10min×3 次，DAB 显影，使用 Image J 软件分析灰度值。

6. 统计学处理

数据均以 $\bar{x}\pm s$ 表示，采用 SPSS 16.0 统计软件处理，采用 t 检验、方差分析，$P < 0.05$ 为差异有统计学意义。

三、结果

1. 神经功能缺损评分

中风Ⅱ号组 MCAO 大鼠神经功能缺损评分明显低于对应时间点模型组，差异有统计学意义（$P < 0.05$，$P < 0.01$）。结果见表 7–1。

2. 脑缺血面积

中风Ⅱ号组 MCAO 大鼠脑缺血面积明显低于对应时间点模型组，差异有统计学意义（$P < 0.05$，$P < 0.01$）。结果见表 7–2。

表 7-1　中风Ⅱ号对 MCAO 大鼠神经功能缺损评分的影响（$\bar{x} \pm s$）　分

组别	1d	3d	7d
模型组	2.50 ± 0.55	2.83 ± 0.75	3.00 ± 0.89
中风Ⅱ号组	1.67 ± 0.52	1.33 ± 0.82	1.17 ± 0.41
t 值	2.71	3.31	4.57
P 值	0.022	0.008	0.001

$n=6$

表 7-2　中风Ⅱ号对 MCAO 大鼠脑缺血面积的影响（$\bar{x} \pm s$）%

组别	1d	3d	7d
模型组	25.63 ± 5.94	28.15 ± 8.56	28.46 ± 9.05
中风Ⅱ号组	15.99 ± 4.88	12.23 ± 4.14	9.65 ± 3.34
t 值	3.07	4.10	4.77
P 值	0.012	0.002	0.001

$n=6$

3. 脑组织 NF-κB 蛋白表达

模型组、中风Ⅱ号组大鼠脑组织 NF-κB 明显高于正常对照组，差异有统计学意义（$P < 0.01$）。中风Ⅱ号组明显低于对应时间点模型组，差异有统计学意义（$P < 0.05$，$P < 0.01$）。结果见图 7-1、表 7-3。

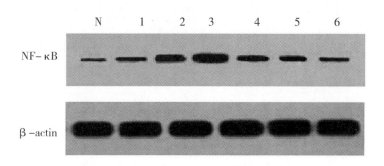

1、2、3 示模型组 1d、3d、7d 脑组织 NF-κB 蛋白表达，4、5、6 示中风Ⅱ号组 1d、3d、7d 脑组织 NF-κB 蛋白表达

图 7-1　中风Ⅱ号对 MCAO 大鼠脑组织 NF-κB 蛋白表达的影响

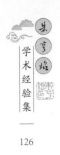

表 7-3　中风 II 号对 MCAO 大鼠脑组织 NF-κB 蛋白表达的影响（$\bar{x} \pm s$）

组别	NF-κB
对照组 7d	0.94 ± 0.10
模型组 1d	1.20 ± 0.04[2]
3d	1.47 ± 0.03[2]
7d	1.70 ± 0.05[2]
中风 II 号组 1d	1.13 ± 0.06[2)4]
3d	1.26 ± 0.05[2)4]
7d	1.10 ± 0.05[2)4]

与对照组比较，1）$P < 0.05$，2）$P < 0.01$；与模型组比较，3）$P < 0.05$，4）$P < 0.01$；$n=6$

四、讨论

　　NF-κB 是由 P65 及 P50 两个亚基组成的异源二聚体复合物，正常时 NF-κB 与 IκB 结合位于细胞浆中。在脑缺血缺氧等因素刺激下，IκB 降解，NF-κB 解聚，NF-κB p65 迅速进入细胞核内发挥作用。NF-κB 可以激活下游促炎细胞因子（如 TNF-α）的分泌，促进大量白细胞的激活与浸润，造成脑组织炎症性损伤。这一反应是在多种细胞因子引导下顺序进行的连续动态过程，称为炎症瀑布反应或称炎症级联反应。NF-κB P65 是脑组织损伤后炎症级联反应的关键性调节因子。

　　我们的前期研究发现大鼠脑缺血后脑组织 IL-17、IL-6、TNF-α、IL-1β 的表达明显升高，其中 TNF-α、IL-1β 在第 3 天达到高峰，随后逐渐降低，与其他学者的研究结果相似。本研究进一步显示急性脑缺血后大鼠缺血区域脑组织 NF-κB 表达显著增加，在缺血后 7d 仍呈持续增高的趋势。TNF-α、IL-1β 等炎症因子可以正反馈调节 NF-κB，使 NF-κB 增加，这可能是本研究中 NF-κB 表达持续增高的原因。

　　脑缺血属于中医中风病范畴，中风 II 号是名老中医林求诚研究员的经验方。方中黄芪、党参益气健脾，当归、川芎、赤芍等活血化瘀，地龙、钩藤等平肝息风。全方具有益气活血、息风通络之功效，针对中风病气虚血瘀风动的基本病理特征辨证立法。中风Ⅱ号能改善脑梗死患者的细胞免疫功能，减轻缺血大鼠自由基损伤、抑制 TNF-α、IL-1β 等炎症细胞因子表达。本研究结果进一步显示，中风Ⅱ号可以明显改善局灶性脑缺血大鼠神经功能缺损评分，减少脑组织缺血面积，降低脑组织 NF-κB p65 蛋白表达。笔者认为中风Ⅱ号可通过抑制 NF-κB 的过高表达，减少其下游 TNF-α、IL-1β、IL-6 等促炎细胞因子的表达，从而抑制炎症级联反应，发挥其保护神经细胞、改善神经功能、防治脑缺血损伤的作用。

第八节

中风Ⅱ号对 PC12 细胞化学损伤模型 TLR4/MyD88/NF-κB 通路的影响

林信富　施　菱　朱亨炤　陈素娟　郑雪花　武一曼

　　局部循环障碍引起脑组织缺血缺氧，缺血缺氧导致多个快速发生的级联反应，包括自由基损伤、钙超载、兴奋性氨基酸毒性作用等，它们将介导一系列的脑组织细胞损伤过程（包括坏死与凋亡），这也是缺血性中风的重要病理生理过程。研究表明，炎症瀑布式级联反应是造成缺血缺氧后神经元细胞损伤的重要机制，抑制过强的炎症反应是减轻神经元损伤，治疗缺血性中风的关键性环节之一。Toll 样受体 4（toll-like receptor 4，TLR4）可通过髓样分化因子 88（myeloid differentiation factor 88，MyD88）途径及非 MyD88 途径，使核转录因子 κB（nuclear factor-κB，NF-κB）表达增多，进而激活下游促炎因子，介导炎症级联反应而加重神经元损伤。化学性低氧模拟剂氯化钴（cobalt chloride，$CoCl_2$）可通过活性氧诱发肾上腺嗜铬细胞瘤（pheochromocytoma，PC12）细胞损伤，与脑缺血的神经元损伤类似，可用来制备缺血性中风体外缺血/缺氧模型。中风Ⅱ号口服液具有益气活血息风的功效，临床治疗缺血性中风疗效显著，动物实验也证实中风Ⅱ号能抑制大脑中动脉闭塞（middle cerebral artery occlusion，MCAO）大鼠 NF-κB、IL-1β 及 TNF-α 的表达，具有抑制炎症反应的作用。本研究拟制作化学性缺氧损伤 PC12 细胞模型，观察中风Ⅱ号口服液对 TLR4/MyD88/NF-κB 通路的影响。

一、实验材料

1. 实验细胞

大鼠肾上腺嗜铬细胞瘤（PC12）细胞购自中国生命科学院上海细胞所，合格证书：ATCC CRL-172。

2. 药物与试剂

（1）药物：中风Ⅱ号口服液由黄芪、川芎、丹参、葛根、钩藤等组成，药材水煎后浓缩，乙醇醇沉过滤，回收乙醇，最终滤液加水调至含生药量 2g/mL 与 1g/mL 2 种规格，分装灭菌，每瓶 100mL，由福建省中医药研究院监制。

（2）试剂：DMEN 培养基（美国 Gibco 公司，批号：8114314）；胎牛血清（美国 Hyclone 公司，批号：NYB0814）；MTT、$CoCl_2$（美国 Sigma-Aldrich 公司）；逆转录试剂盒（美国 Fermentas 公司，批号：00043129）；PCR mix（北京索莱宝科技有限公司）；DNA maker、琼脂糖［天根生化科技（北京）有限公司］；Trizol（美国 Invitrogen 公司，批号：1382739）；TLR4、MyD88、TRIF、NF-κB 抗体（美国 Cell Signaling Technology 公司）。

3. 仪器

生物倒置显微镜（日本 Olympus 公司）；全自动酶标仪（美国 Bio-Tek 公司）；电泳仪、电转仪、化学发光成像仪（美国 BIO-RAD 公司）；PCR 分析仪（德国 Eppendorf 公司）。

二、实验方法

1. 含药血清制备

健康雄性 SD 大鼠 15 只，体质量（265±15）g，适应性饲养 1 周，随机分为高剂量组、低剂量组、空白对照组，每组 5 只。高剂量组、低剂量组分别给予浓度为 2g/mL、1g/mL 的中风Ⅱ号灌胃，每只大鼠每次

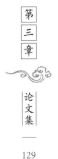

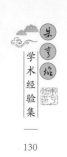
5mL/kg，每日 1 次，连续给药 7d，空白对照组不给药。末次给药 2h 后乙醚麻醉，腹主动脉采血，分离血清。同组 5 只大鼠的血清混合，56℃水浴 30min 灭活，0.45μm 微孔滤膜过滤除菌，分装，置 −80℃保存备用。

2. 实验分组与干预

将 PC12 细胞培养于含 10% 胎牛血清、100md/L 青霉素、100md/L 链霉素的 DMEM 培养基中，在 37℃、5%CO₂ 饱和湿度条件下连续培养，每 2 ~ 3d 换液 1 次，待细胞长至 70% 时传代，取对数生长期的细胞进行实验。上述细胞接种于 96 孔板，每孔 5×10^3 个，培养 24h，分成空白对照组、模型组、低剂量组、高剂量组，每组 6 个复孔。处理方法：①空白对照组：含 10% 空白药物血清的 DMEM 溶液。②模型组：含 10% 空白药物血清的 DMEM 溶液加 600μmol/L CoCl₂。③高剂量组：含 10% 高剂量药物血清的 DMEM 溶液加 600μmol/L CoCl₂。④低剂量组：含 10% 低剂量药物血清的 DMEM 溶液加 600μmol/L CoCl₂。4 组细胞在 37℃、5%CO₂ 饱和湿度条件下连续培养 24h，收集细胞。

3. MTT 法测定细胞增殖

每孔加入 10μL 浓度为 5mg/mL 的 MTT，37℃孵育 4h，然后吸取各孔液体丢弃，每孔加入 DMSO 100μL，摇匀，在室温下放置 10min，使结晶充分溶解，用酶标仪 570nm 测定 4 组吸光度值（A 值），重复 3 次。

4. RT-PCR 检测 TLR4、MyD88、TRIF、NF-κB mRNA 表达

用 Trizol 提取总 RNA，用紫外分光光度计测定总 mRNA 纯度，逆转录成 cDNA，特异性引物分别扩增。TLR4 引物序列为上游引物：5'-GGA CTC TGC CCT GCC ACC ATT TA-3'，下游引物：5'-CTT GTG CCC TGT GAG GTC GTT GA-3'；MyD88 引物序列为上游引物：5'-ATA GGC AGC ATG CAC-3'，下游引物：5'-TAG GGT CCT TAG CAG GTA-3'；TRIF 上游引物：5'-AGA TCA GCC CAG TCG CCC ACT CT-3'，下游引物：5'-GTC AGG TTC GCA GCC TTC AG-3'；NF-κB 上游引物：5'-GTG CAG AAA GAA GAC ATT GA-3'，下游引物：5'-AGG CTA GGG TCA GGG TAT GG-3'；

β-actin 上游引物：5'-ACT GGC ATT GTG ATG GAC TC-3'，下游引物：
5'-CAG CAC GTT GGC ATA GA-3'。PCR 扩增反应条件：95℃预变性
5min，95℃变性 30s，55℃退火 40s，72℃延伸 40s，持续 35 个循环，
72℃延伸 10min，4℃保存。扩增后的产物以琼脂糖凝胶为载体进行电泳，
用凝胶成像分析系统分析。

5. Western Blot 检测 TLR4、MyD88、TRIF、NF-κB 蛋白表达

处理后的 PC12 细胞用预冷的 PBS 洗 2 次，加入细胞裂解液，4℃静
置 30min 离心，提取总蛋白。10% SDS-PAGE 凝胶电泳，转膜至 PVDF
膜上。用 5% 脱脂奶粉封闭 1.5h，加入兔抗大鼠 TLR4、MyD88、TRIF、
NF-κB 抗体（1：300）和兔抗大鼠 β-actin 抗体（1：1000），4℃反
应过夜。TBST 洗 10min，重复 3 次，加入辣根过氧化物酶标记的抗兔抗
体（1：3000）孵育 1h 后 TBST 洗，DAB 显影，Image J 软件分析灰度值。

6. 统计学方法

采用 SPSS 16.0 软件进行统计学处理，数据以 $\bar{x}\pm s$ 表示，符合正态分
布的计量资料采用 t 检验，组间比较采用方差分析，采用 $LSD\text{-}t$ 做任意 2
组间的均数比较。$P<0.05$ 为差异有统计学意义。

三、结果

1. 4 组 PC12 细胞增殖比较

见表 8-1。

表 8-1　4 组 PC12 细胞增殖比较（$\bar{x}\pm s$）

组别	n	细胞 A 值	存活率 /%
空白对照组	6	0.912 ± 0.049	100.00 ± 0.00
模型组	6	0.403 ± 0.052[1]	48.08 ± 6.91[1]
低剂量组	6	0.565 ± 0.068[1)3)]	62.93 ± 11.57[1)4)]
高剂量组	6	0.702 ± 0.074[1)3)5)]	78.67 ± 13.75[2)3)6)]

注：与空白对照组比较，1）$P<0.01$，2）$P<0.05$；与模型组比较，
3）$P<0.01$，4）$P<0.05$；与低剂量组比较，5）$P<0.01$，6）$P<0.05$

第三章

论文集

131

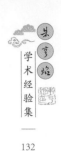

2. 4 组 PC12 细胞 TLR4、MyD88、TRIF、NF-κB mRNA 表达比较

见表 8-2、图 8-1。

表 8-2　4 组 PC12 细胞 TLR4、MyD88、TRIF、NF-κB mRNA 表达比较（$\bar{x} \pm s$）

组别	n	TLR4	MyD88	TRIF	NF-κB
空白对照组	6	1.00 ± 0.00	1.00 ± 0.00	1.00 ± 0.00	1.00 ± 0.00
模型组	6	1.82 ± 0.20[1]	1.88 ± 0.23[1]	1.14 ± 0.14	2.04 ± 0.27[1]
低剂量组	6	1.37 ± 0.16[1]3]	1.41 ± 0.17[1]3]	1.09 ± 0.10	1.51 ± 0.19[1]3]
高剂量组	6	1.08 ± 0.08[2]3]4]	1.12 ± 0.09[2]3]4]	1.13 ± 0.12	1.15 ± 0.11[2]3]4]

注：与空白对照组比较，1）$P < 0.01$，2）$P < 0.05$；与模型组比较，3）$P < 0.01$；与低剂量组比较，4）$P < 0.05$

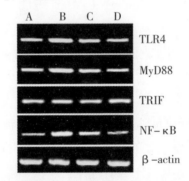

注：A 为空白对照组，B 为模型组，C 为低剂量组，D 为高剂量组。

图 8-1　4 组 PC12 细胞 TLR4、MyD88、TRIF、NF-κB　mRNA 表达比较

3. 4 组 PC12 细胞 TLR4、MyD88、TRIF、NF-κB 蛋白表达比较

见表 8-3、图 8-2。

表 8-3　4 组 PC12 细胞 TLR4、MyD88、TRIF、NF-κB 蛋白表达比较（$\bar{x} \pm s$）

组别	n	TLR4	MyD88	TRIF	NF-κB
空白对照组	6	0.95 ± 0.14	1.02 ± 0.12	1.08 ± 0.13	0.93 ± 0.12
模型组	6	1.96 ± 0.26[1]	2.03 ± 0.23[1]	1.19 ± 0.16	1.91 ± 0.23[1]
低剂量组	6	1.54 ± 0.19[1]3]	1.58 ± 0.17[1]3]	1.13 ± 0.15	1.67 ± 0.20[1]4]
高剂量组	6	1.03 ± 0.16[1]2]5]	1.13 ± 0.12[3]5]	1.11 ± 0.15	1.24 ± 0.11[1]3]5]

注：与空白对照组比较，1）$P < 0.01$，2）$P < 0.05$；与模型组比较，3）$P < 0.01$，4）$P < 0.05$；与低剂量组比较，5）$P < 0.05$

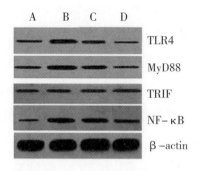

注：A 为空白对照组，B 为模型组，C 为低剂量组，D 为高剂量组。

图 8-2　4 组 PC12 细胞 TLR4、MyD88、TRIF、NF-κB 蛋白表达比较

四、讨论

1. PC12 细胞与神经元损伤

原代神经元培养是研究体外脑缺血的重要手段，可信度及特异性均较高，但由于技术条件高、神经元易于自然老化等原因致原代培养成功率低或无法持续传代。大鼠肾上腺嗜铬细胞瘤细胞株 PC12 细胞对神经生长因子有可逆性的神经元显形反应，在形态和生理生化特性等方面与神经元较为类似，而且增殖快，传代连续稳定，已被长期作为模拟神经系统损伤疾病的体外模型，用于神经元信号转导等方面的研究。$CoCl_2$ 作为一种化学性低氧模拟剂，可以诱导多种细胞的活性氧及缺氧诱导转录因子 -1α 渗出，模拟细胞出现缺氧损伤 / 缺血再灌注损伤，引发 PC12 细胞凋亡和炎症反应。资料显示，$600\,\mu mol/L$ $CoCl_2$ 干预 PC12 细胞 24h 时为损伤的最适浓度和时间。本研究结果显示 $CoCl_2$ 能明显降低模型组 PC12 细胞的活力和存活率，与空白对照组比较差异有统计学意义（$P < 0.01$），该结果也与其他学者研究一致。但该作用是否与 TLR4/MyD88/NF-κB 通路介导的炎症级联反应有关，目前研究资料较少。

2. TLR4/MyD88/NF-κB 通路与脑缺血损伤

Toll 样受体（TLRs）是与果蝇 toll 蛋白同源的一类受体，属于 I 型

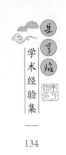
跨膜受体，目前已发现 10 余种 TLRs。脑缺血损伤后脑组织细胞通过内源性损伤相关分子模式，释放多种活性因子如热休克蛋白、细胞外基质降解成分等。这些分子可作为内源性配体被 TLRs 识别而结合，进而启动免疫反应。TLR4 是第一个在人体中被发现的 Toll 样受体蛋白，在启动炎症瀑布式级联反应、诱导中枢神经系统损伤中发挥重要作用。研究证实，TLR4 在脑内主要存在于小胶质细胞、星形胶质细胞内。TLR4 在与配体结合后发生二聚化而出现构象改变，通过 MyD88 依赖性途径及非 MyD88 依赖性途径 2 种信号转导方式。这两种途径最终均能通过 I-κB 激酶（IKK1~IKK2）磷酸化促使 NF-κB 激活并移位至胞核，启动炎症反应相关基因的转录和 TNF-α、IL-1β 等表达。MyD88 是 TLR4 通路重要的衔接蛋白，在激活下游炎症因子表达中起主要作用，抑制 MyD88 表达，可以防止缺血大鼠炎症通路过度激活，从而保护脑组织。非 MyD88 依赖性途径中，Toll 样受体相关干扰素活化子（TRIF）是重要的下游信号衔接蛋白。研究发现在致死性再灌注损伤大鼠、缺血预处理大鼠中 TLR4、MyD88 通路的表达随时间点明显改变，并与脑组织损伤程度相关，提示脑组织损伤主要是通过 TLR4/MyD88 信号通路表达异常来实现。本研究发现模型组 PC12 细胞增殖受到抑制，而 TLR4、MyD88、NF-κB mRNA 和蛋白表达则明显升高，与空白对照组比较差异有统计学意义（$P < 0.01$），而 2 组间 TRIF mRNA 和蛋白的表达差异无统计学意义（$P > 0.05$）。提示低氧模拟剂 $CoC1_2$ 可引起 PC12 细胞化学性缺血缺氧损伤，该损伤可能与 TLR4/MyD88/NF-κB 通路的激活有关。

3. 中风Ⅱ号与缺血性中风 TLR4/MyD88/NFκB 通路

中医药治疗缺血性中风具有一定优势和巨大潜力，目前中药、针灸等在临床治疗及康复中得到广泛应用，机制研究也不断深入。"真气去，邪气独留，发为偏枯"，缺血性中风病机复杂，正虚邪中是其基本病机，而与气虚血瘀风动的关系尤为密切。"元气既虚，必不达于血管，血管无气，必停留而瘀。"气虚无力推动血行而致血瘀；瘀血阻滞，必致远端络脉气血亏虚。若又过嗜肥甘，劳伤恼怒或外风侵袭，可致脏腑阴阳失调，内风扰动，气血逆乱而成中风。中风Ⅱ号重用黄芪益气补虚，并以川芎、葛根、丹参、钩藤等活血通络息风，全方针对气虚血瘀风动的病机，以益气活血息风立法。中风Ⅱ号含有多种可以抑制炎症因子、调控炎症反应的中药有效成分。如黄芪含有芒柄花素、黄芪总苷、多糖等，黄芪提取物可以抑制脑缺血－再灌注（I/R）大鼠 NF-κB p65 活化及 ICAM-1、TNF-α 表达；芒柄花素可显著改善 I/R 大鼠 BBB 通透性，降低 iNOS、TNF-α 和 IL-1β 等表达。川芎嗪有改善脑血流作用，能调控 TLR4 通路中 TLR4、NF-κB p65 水平及下游因子 TNF-α、IL-1β 的表达。葛根素能改善 MA-CO 再灌注模型大鼠海马区炎症细胞浸润，降低促炎因子 IL-1β、IL-6 和 TNF-α 含量，升高抗炎因子 IL-10 含量；葛根总黄酮还可降低缺血性卒中患者血清 IL-6 水平。丹参酮ⅡA 对新生大鼠脑缺血缺氧性脑损伤有保护作用，与下调脑组织中 IL-1β 和 TNF-α 浓度有关。钩藤碱对 I/R 损伤后星形胶质细胞的坏死凋亡具有显著抑制作用。我们前期研究也发现，中风Ⅱ号可降低 MCAO 大鼠脑组织 NF-κB 及血清炎症细胞因子 TNF-α、IL-1β、IL-6、IL-17 等的表达，改善神经功能和脑组织病理改变。本研究进一步发现不同剂量中风Ⅱ号均能提高化学性低氧损伤模型 PC12 细胞的活力及存活率，降低 TLR4、MyD88、NF-κB mRNA 和蛋白表达，与模型组比较差异具有统计学意义（$P < 0.01$），高剂量组与低剂量组比较差异也有统计学意义（$P < 0.5$，$P < 0.01$），且呈一定的量效关系。4 组 TRIF mRNA 和蛋白表达比较，差异均无统计学意义（$P > 0.05$）。结果表明中风Ⅱ号可通过抑制 TLR4/MyD88/NF-κB 通路，减少炎症因子释放，保护化学性损伤 PC12 细胞，这可能也是中风Ⅱ号减轻缺血后脑损伤，治疗脑缺血性中风的机制之一。

加味宁神膏结合子午流注灸法治疗心肾不交型不寐临床疗效观察

黄　琰　朱亨炤

　　不寐即失眠，是指不与躯体器质性疾病相关联的睡眠障碍。睡眠分为慢波睡眠与快波睡眠，慢波睡眠时相肌肉紧张度均减弱，可促进体力恢复；快波睡眠脑血流加快，耗氧量增大，有利于新的神经突触建立，促进记忆力修复和精力恢复。患者睡眠质量差，则无法缓解疲劳，次日多自觉疲乏无力，精神不振，头晕昏沉，头痛，注意力不集中，记忆力下降，甚者烦躁易怒、情绪焦虑，重则影响日常生活，给患者带来巨大的困扰。睡眠障碍作为人体的一种亚健康状态，在神志病科较为常见，本文使用自拟加味宁神膏结合子午流注灸法治疗心肾不交型不寐患者，并与重酒石酸唑吡坦进行对比，以评估其临床疗效之差异。

一、临床资料

1. 一般资料

　　患者来源：福州市中医院神志病科 2015 年 6 月至 2016 年 10 月期间就诊患者，共计 63 例，根据随机数字表分为两组（见表 9-1）：

表 9-1　分组

组别	患者总数	男性患者	女性患者	平均年龄（岁）	平均病程（年）	未婚	已婚	离异
治疗组	31	14	17	42±8	3.6±1.7	2	28	1
对照组	32	16	16	43±5	2.97±1.8	1	27	4

两组患者既往均曾服中西药。一般情况比较组间差异具备可比性，无统计学意义（$P > 0.05$）

2. 纳入标准

（1）睡眠障碍诊断标准。

（2）排除标准。

（3）辅助检查正常，入组前 2 周停服助眠药物。

3. 中医辨证标准

符合心肾不交不寐的标准，症见：思绪繁多，入睡困难，可伴耳鸣头晕，心烦易怒，心悸多梦，或见口干，腰膝酸软，五心烦热，盗汗，男子可有遗精，女子可见月经不调，大便多干，舌红少苔，脉细数。

二、治疗方法

1. 治疗组

使用加味宁神膏治疗，加味宁神膏组成：熟地黄 15g、山萸肉 15g、山药 15g、泽泻 10g、茯苓 15g、牡丹皮 10g、黄连 6g、肉桂 1g、当归 10g、天冬 10g、龟甲胶 15g。

上除龟甲胶外的 10 味药，按剂量配比，以 20 剂分量，加清水 14L，大火煎至沸腾后改小火煎煮 1 小时，沥出汤药（约 6L），将药渣再次加水 14L，煎煮方法同前，再次得汤药约 6L。龟甲胶 120g 提前一天以黄酒浸泡软化，将 2 次煎煮所得汤剂均匀混合后加入软化的龟甲胶，小火熬制并不断搅拌以利水分蒸发成膏状，浓缩得药膏约 500ml，分 2 瓶装瓶备用。

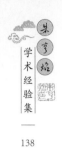

服用方法：嘱患者于每日午时（11：00~13：00）及酉时（17：00~19：00），各服用加味宁神膏15mL，并于酉时服药后艾灸双侧涌泉穴。

2. 对照组

于睡前服用重酒石酸唑吡坦5~10mg，服药期间不可饮酒。

唑吡坦具有镇静、催眠、松弛肌肉、抗焦虑等作用，为咪唑吡啶类催眠药物，可快速诱导睡眠，改善患者睡眠质量。患者服药后可于0.5小时至3小时内快速达到血药浓度高峰，诱导患者进入睡眠状态，且此药物半衰期短（平均约2.4小时），患者不易出现晨起宿醉、昏沉感等情况。但唑吡坦突然停药会出现症状反跳现象，应注意逐渐停药。

服用方法：32例对照组不寐患者，根据患者疗效情况，每日睡前口服5mg或10mg（以是否可有效诱导睡眠为依据），自服药第4周开始，减为半量服用，服用1周后停药。

3. 疗程

两组疗程均为4周。

三、疗效

1. 疗效观察指标

匹兹堡睡眠质量指数量表（PSQI）。于治疗前，治疗后的第2、4周末，停药后的第2、4周末评估临床疗效。

2. 疗效标准

疗效	PSQI下降
痊愈	$\geq 90\%$（$n \geq 90\%$）
显效	$\geq 60\%$（$60\% \leq n < 90\%$）
有效	$\geq 30\%$（$30\% \leq n < 60\%$）
无效	$< 30\%$（$n < 30\%$）

3. 统计学方法

分析计数资料用 χ^2 检验，计量资料用 studenr 检验，等级资料用秩和检验，统计使用 REMS3.1 统计软件包，统计符合等效性检验的要求。

4. 观察结果

（1）2 组 PSQI 评分比较

根据表 9-2 所示，治疗后第 2、4 周末，两组患者复查匹兹堡睡眠质量指数评分均较治疗前有明显下降（$P < 0.05$ 或 $P < 0.01$）。停药后第 2、4 周末两组患者匹兹堡睡眠质量指数评分比较差异有统计学意义（$P < 0.01$）。

表 9-2　两组治疗前、后以及停药后 PSQI 评定比较（$\bar{x} \pm s$）

组别	n	治疗前	治疗后		停药后	
			2 周	4 周	2 周	4 周
治疗组	31	16.7±1.7	16.1±1.3	11.4±1.5	10.9±1.7	10.4±1.2
对照组	32	17.3±1.6	13.5±1.5	9.6±1.8	10.5±1.6	13.9±2.7

注：与对照组比较 $P < 0.01$

（2）有效率

表 9-3　两组治疗后有效率

时间	治疗组	对照组	P
治疗第 4 周末	87.1%（27/31）	93.8%（30/32）	> 0.05
停药后第 2 周末	83.9%（26/31）	78.1%（25/32）	> 0.05
停药后第 4 周末	80.6%（25/31）	68.8%（22/32）	> 0.05

以上组间差异无统计学意义

停药 4 周后，治疗组 25 例仍持续有效，患者睡眠质量改善，睡眠障碍病情未见复发，且腰膝酸软、头晕、烦躁、口干等症状亦有缓解；治疗组 22 例持续有效，其余 8 例患者有不同程度睡眠障碍。

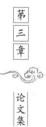

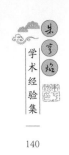

5. 不良反应

两组患者于治疗期间未见明显不良反应，两组间差异无统计学意义（$P > 0.05$）。

四、讨论

失眠中医谓之"不寐"，相当于西医学中不因躯体器质性疾病或精神所致的睡眠障碍，患者多以睡眠障碍为唯一症状，或入睡困难，或易醒，醒后难以再次入睡。此类患者入睡多困难，睡前思绪繁多，辗转反侧，无法入睡，睡眠时间较正常缩短，每晚睡眠时间少于5小时，甚者可彻夜不眠；多数患者即便入睡，睡眠亦轻浅，轻微动静即可使其清醒，醒后难以再次入睡；亦有患者入睡后噩梦纷纭，栩栩如生的梦境常使患者认为自己彻夜不眠。

正常睡眠是人体阴平阳秘的结果，卫气行于脉外，有保护人体正常机能的作用，卫气行于阳则晤，入阴则寐。心于五行属火，居胸腔上位，肾主水，居于下，肾水蒸腾，上济心火，水火既济方可阴阳平衡，得正常睡眠。若不重养生致使邪气客于脏腑，肾水不得上济心火，心肾不交，阴阳失调，卫气不能入阴则发为不寐。现今社会，工作学习压力日益增加，加班熬夜已成普遍现象，加之人至中年，脏腑虚损渐成，长期睡眠节律不规则，导致人体阴阳失调；而肾为先天之本，阴阳失衡累及其根本，导致肾精不足、肾水亏虚。本文选取临床较为常见的"心肾不交"型不寐患者进行疗效观察，此类患者肾精不足，肾水不能上济心火，心火偏亢，扰动心神，心神不宁则烦而不寐；腰为肾之府，肾精不足，府失所养，故见腰膝酸软。肾藏精，人体生殖系统功能的正常有赖于肾中精气的充足，肾精不足而致男子遗精、女子月经不调。阴虚内热，虚火上炎则见口干、烦热。

我院神志病科常年收治不寐患者，在不寐的临床诊疗方面总结出一套行之有效的中医特色诊疗经验，加味宁神膏结合子午流注灸法结合了传统医学汤药及外治法，用于治疗心肾不交型不寐取得良好的临床疗效。加味宁神膏具有滋阴降火、交通心肾的功效，临床常用于治疗心肾不交不寐之证。此方由六味地黄丸合交泰丸加减演化而来，以熟地黄为君，入肾可滋肾阴、益精髓；山萸肉入肝收敛养肝，山药滋补脾肾，共为臣药，君臣相配，并补肝脾肾三脏之阴；又因虚证之后，代谢减退，糟粕停留，单用补药易滋腻留邪，故佐以泽泻、牡丹皮、茯苓以泄三脏；黄连入心经，性寒味苦，善清心火，心火得清则心神不扰；肉桂入肝肾，下元虚衰，虚阳上浮，肉桂可引之下归于肾，是谓"引火归元"。精血同源，肾精不足，血失所养，故以当归养血以滋阴液；天冬入肾经，养阴润燥，可解肾阴不足，津不上乘之口干、阴虚火旺之烦热盗汗。龟甲胶功能滋阴养血，善滋肝肾之阴，且为胶质，兼具收敛成膏之用。诸药并用，共奏滋阴降火、交通心肾、宁心安神之功。

子午流注揭示了十二经经气于一日十二时辰中兴衰消长之规律，十二经经气流注有序，环环相扣，人体活动符合规律则经气消长平衡，反之则虚损消耗。涌泉居足底，为肾经井穴，肾经水液流出体表之处，酉时为肾经经气兴盛之时，肾经经气流注活跃，以此时服药并配合艾灸涌泉穴，可得引肾经水火下行，归于本源之效。

加味宁神膏可直接服用，无需煎煮，且口感良好，适合患者长期服药，调整体质。本文使用加味宁神膏结合子午流注灸法与西药重酒石酸唑吡坦对照，旨在观察加味宁神膏结合子午流注灸法之疗效，观察表明：加味宁神膏结合子午流注灸法助眠疗效与重酒石酸唑吡坦相近似，而加味宁神膏可滋阴降火、滋养肝肾，故能一并改善患者腰膝酸软、五心烦热、口咽干燥、耳鸣头晕等一系列阴虚火旺的症状。因加味宁神膏结合子午流注灸法治疗从根本上改善患者心肾不交体质，解除其病因，故能持久改善绝大多数患者的睡眠，而对照组患者在停止服药4周后部分患者则出现睡眠障碍复发的情况。又因加味宁神膏为纯中药制剂，长期服用亦不产生药物依赖性，临床停药后未见戒断反应。加味宁神膏结合子午流注灸法治疗可有效改善患者睡眠质量，而且因其具有滋阴交通心肾之功，还能同时改善患者肾阴不足、心肾不交体质，在停药后继续改善其睡眠质量。

第三章

论文集

益阴敛阳法对焦虑性失眠患者的临床疗效观察

杨　斌　江常莺　李　星　朱亨炤

　　失眠通常指患者对睡眠时间和（或）质量不满足，并影响日常社会功能的一种主观体验。长期失眠影响患者日间正常活动，降低生活质量，并增加患其他疾病的风险，甚至增加癌症的发生率。失眠患者常伴其他情绪问题，其中以焦虑为主，患病率可达51.9%~54.7%。焦虑性失眠患者日间表现为烦躁、易激惹、紧张和恐惧不安，以及头痛、头晕、无力、厌食、尿频、面红、出汗、心悸、胸闷和颤抖等躯体症状；夜间表现为入睡困难或易醒。

　　中医对失眠的研究历史悠长，古籍多称之为"不寐"，首见于《黄帝内经》，又称"不得眠""不得卧""目不瞑"，表现为各种原因引起的睡眠时间减少及质量下降，包括客观改变及主观性感受，其中以入睡困难、早醒、睡眠质量下降或晨醒后疲乏感等。中医认为心主神明，掌控睡眠及阴阳规律转化的结果。阴阳动静转化规律被破坏，导致阴不敛阳，即发不寐；不寐的辨证分型可分为阴虚阳亢、热扰神明、七情内伤、痰热内扰、胃气不和、心脾两虚、心肾不安、心虚胆怯、肝阴亏虚、瘀血内阻等。历来各代名医对不寐均有不同见解，但总与心、脾、肝、肾及阴血有关，其病机可归纳为阳盛阴衰、阴阳失交，病位在心、脑。本研究用益阴敛阳中药结合俞募穴及头面部推拿（安眠穴，在翳风穴和风池穴的中点，为治失眠的特效穴。百会、太阳、印堂、神庭、率谷、风池为头面部穴位。以推、按、压、揉等手法刺激这些穴位。）治疗焦虑性失眠患者，参照《中医病证诊断疗效标准》进行临床疗效观察，现报告如下。

一、资料与方法

1. 一般资料

选择我院脑病科 2015 年 4 月至 2016 年 10 月确诊的焦虑性失眠患者 60 例，随机分为治疗组及对照组各 30 例。其中治疗组男 17 例，女 13 例；年龄 20~65 岁，平均年龄（41.2 ± 6.6）岁；平均病程（11.7 ± 8.8）周。对照组男 16 例，女 14 例；年龄 23 ～ 64 岁，平均年龄（40.8 ± 6.9）岁；平均病程（11.1 ± 9.1）周。两组性别、年龄及病程等一般资料差异无统计学意义（$P > 0.05$），具有可比性。入选标准：①符合焦虑障碍诊断伴有失眠症状的患者。② HAMA 量表评分 ≥ 14 分。③病程 ≥ 6 个月。同时符合以上 3 条。排除标准：① HAMA < 14 分。②焦虑状态病程 < 6 个月。③甲亢、高血压、冠心病、帕金森病、脑血管病等躯体疾病继发的焦虑。④排除中枢活性物质、精神专科药物戒断及其他精神障碍导致的焦虑。⑤哺乳及妊娠期妇女。⑥拒绝进行相关检查者。

2. 方法

（1）治疗方法：入选后常规进行中医四诊资料收集，汉密尔顿焦虑量表（HAMA）、匹兹堡睡眠指数量表（PSQI）、躯体症状化自评量表（SSS）评分，脉诊仪收集脉图资料；其中脉图参数包括主波幅值（h_1）、重搏前波幅值（h_3）、降中峡幅值（h_4）、重搏波幅值（h_5）、脉动周期时值（t）、收缩期时值（t_4）、舒张期时值（t_5）、主脉在 h1 上 1/3 处的时值（W）、脉图面积（S）、收缩期面积（As）、舒张期面积（Ad）、每分钟脉搏数（PR）及其相关比值。对照组给予西酞普兰 20 mg qd，阿普唑仑 0.4 mg qn；治疗组以舒筋通络汤打底，主方为生地、当归、白芍、川芎、枸杞子、木瓜、狗脊、楮实子、断续、独活、牛膝、秦艽、红枣、生姜、桑枝，随证加减，

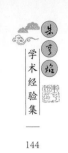

心火偏亢加黄连、栀子，肝郁化火加龙胆、黄芩，痰热内扰加半夏、竹茹，胃气失和加山楂、神曲，阴虚火旺加阿胶、熟地黄，心脾两虚加人参、白术，心胆气虚加茯神、酸枣仁，每日1剂，服用4周。配合肝经俞募穴及头面部穴位（肝俞、期门、神门、安眠、劳宫、内关、涌泉、大椎、百会、印堂、太阳、率谷、神庭、风池等穴）推拿治疗。方法：1次/日，每次20 min，5次/周，共治疗4周。推拿手法：运用点、按、揉、压等推拿手法作用于上述体表特定穴位，每个穴位5 min；手法的力度由轻到重，逐渐加大刺激量，直到患者感到局部酸、麻、胀、重，即中医的"得气"，手法结束前力度渐渐减弱，以轻手法结束该穴的操作。在治疗过程中建立规律的睡眠习惯，睡前忌浓茶、咖啡及烟酒。日常注意饮食调配，《素问·逆调论》曰："胃不和则卧不安"。并对患者进行精神调理，《黄帝内经》云："恬淡虚无、真气从之、精神内守、病安从来"。还要适度进行体育运动。

（2）疗效判定标准：评价疗效指标依据PSQI、HAMA、SSS评分在治疗前后的减分率。减分率=（基线总分－治疗后总分）/基线总分，减分率≥80%为临床治愈，50%~79%为显效，30%~49%为有效，＜30%为无效。有效率=（临床治愈＋显效＋有效）/总例数。同时评估患者治疗前后脉图变化。

3. 统计学分析

采用SPSS 17.0统计软件进行分析。计量资料以均数±标准差表示，采用t检验，等级资料采用秩和检验；$P < 0.05$为差异有统计学意义。

二、结果

1. 两组焦虑症状评估比较

治疗4周后焦虑症状评估比较，治疗组有效率为76.67%，高于对照组，差异有统计学意义（$Z=-2.62$，$P < 0.05$）；在躯体化症状方面，治疗组有效率为80.00%，高于对照组，差异有统计学意义（$Z=-1.89$，$P < 0.05$）；

而在睡眠指数比较，治疗组有效率为 86.67%，亦高于对照组，差异有统计学意义（Z=-2.21，$P < 0.05$）。见表 10-1。

表 10-1　两组焦虑症状评估比较（n=30，例）

量表	痊愈	显效	有效	无效	总有效率 /%
HAMA					
治疗组	5	8	10	7	76.67
对照组	4	6	10	10	66.67
SSS					
治疗组	7	9	8	6	80.00
对照组	3	9	6	12	60.00
PSQI					
治疗组	5	11	10	4	86.67
对照组	5	9	8	8	73.33

2. 两组躯体症状评估比较

治疗 8 周后躯体化症状评估比较，治疗组有效率为 86.67%，高于对照组，差异无统计学意义（Z=-3.07，$P > 0.05$）；睡眠指数比较，治疗组有效率为 90.00%，高于对比组，差异有统计学意义（Z=-1.74，$P < 0.05$）。见表 10-2。

表 10-2　两组躯体化症状评估比较（n=30，例）

量表	痊愈	显效	有效	无效	总有效率 /%
SSS					
治疗组	9	8	9	4	86.67
对照组	8	8	9	5	83.33
PSQI					
治疗组	7	11	9	3	90.00
对照组	7	10	8	5	83.33

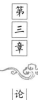

第三章

论文集

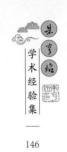
3. 治疗前后脉象比较

治疗组在治疗 4 周后脉象数据变化，益阴敛阳法治疗后 h_1、h_5、S、As、Ad 值与治疗前相比，均显著增高，差异有统计学意义（$P < 0.05$）。见表 10-3。

表 10-3　治疗前后脉象比较（$\bar{x} \pm s$）

指标	治疗前	治疗后
h_1/mm	9.36 ± 3.67	11.43 ± 3.80*
h_5/mm	0.69 ± 0.61	1.03 ± 0.72*
h_3/h_1	0.67 ± 0.06	0.69 ± 0.05
h_4/h_1	0.36 ± 0.12	0.33 ± 0.10
h_5/h_1	0.08 ± 0.06	0.08 ± 0.06
t_4/t_5	0.70 ± 0.26	0.71 ± 0.23
W/cm^2	129.38 ± 33.70	124.96 ± 28.66
w/t	0.16 ± 0.06	0.15 ± 0.06
S/cm^2	2.83 ± 1.06	3.24 ± 0.92*
As/cm^2	1.78 ± 0.86	2.53 ± 0.80*
Ad/cm^2	1.06 ± 0.48	1.36 ± 0.41*
PR	72.85 ± 10.26	73.80 ± 9.65

三、讨论

现代社会的飞速发展，给人们带来各种便利的同时，社会竞争更加激烈，工作压力随之上升，失眠发病率居高不下，对于失眠的诊治却一直没有更多的进展。西医方面，针对焦虑性失眠，更多的是以 5 羟色胺再摄取抑制剂（SSRI）为主的抗抑郁药物配合苯二氮䓬类的镇静助眠药治疗为主，其见效快，但依从性差、撤药后易出现反跳现象。SSRI 类药物疗效肯定，副作用小，但前期的胃肠道反应明显。本研究中焦虑性失眠患者长期治疗相较于短期治疗，躯体化症状明显改善，可能与此有关。

失眠在传统中医学属"不寐"的范畴，传统中医认为维持睡眠与醒觉的两大要素为"阴阳"矛盾，"阴"主寐，"阳"主悟，"阴"主静，"阳"主动。失眠总纲为阴阳失调，真阴不足，不能潜敛阳气，导致阴虚不能纳阳，阳盛不能入阴。有医家认为，失眠应当从肝论治，为风木之脏，主升主动，体阴而用阳。肝藏血，主疏泄，调节人体的气机以及情志变化。由于思虑、喜怒过度，致肝气郁结，气郁化火生风或肝血不足，肝郁脾虚，致心神失养，皆可导致不寐，其中焦虑性失眠临床表现与中医不寐病中的肝郁化火的临床表现相近。故予舒筋通络汤内服柔肝舒肝，以补肝血、化肝阴，达到益阴敛阳之效，方中生地养血生津、柔肝滋阴，入心肝脾肺四经，清阴虚之火，白芍、木瓜平肝养血、敛阴舒筋。当归、川芎补血行血、祛风止痛，同时牛膝、枸杞子、狗脊、楮实子、断续养肝滋肾、引火归元，红枣滋阴补阳和血，独活、秦艽、生姜、桑枝行利水气、温通经络。诸药合用，共奏养血柔肝、滋阴舒筋之效。推拿肝经俞募穴及头面部穴位能舒畅肝经气血，解郁行气，配合头面部穴位，可起到安神定志、调和阴阳，对阴虚阳亢型失眠有很好的调理效果。俞募穴为脏腑在体表背侧及腹侧的反应，分数阴阳，刺激俞募穴可贯通脏腑之气，调畅气机，调和气血阴阳，养心安神。通过脉象数据比较，参照既往脉象研究，本法可有效调整体质，尤其在阴虚与气郁方面。

益阴敛阳中药配合俞募穴及头面部穴位推拿的治疗方法适用于阴虚阳亢失眠的治疗，有助于更快帮助患者改善失眠的状况。相较于西药，其无毒副作用，服用期间不会导致宿醉、认知下降、猝倒等，不存在身心依赖的风险，停药后不出现撤药综合征，无反跳效应，可提高失眠患者的治疗体验、睡眠治疗及依从性。

第十一节

温胆汤合桃核承气汤联合针灸治疗帕金森病便秘疗效分析

杨　芳　朱亨炤

帕金森病（parkinson's Disease，PD）是老年人常见的中枢神经系统病变，我国发病率约为 1‰，老年人发病率为 1%，现存患者 200 万 ~ 250 万例，发病率快速上升。便秘是帕金森病常见症状表现，发生率约为 50%，可能与伴随疾病、帕金森病引起的神经功能紊乱、卧床等因素有关。中医治疗便秘历史悠久，针对帕金森病便秘，中药汤剂可起到标本兼治的目的，针灸具有刺激神经功能等作用，治疗便秘循证证据较多。本次研究试评价温胆汤合桃核承气汤联合针灸治疗帕金森病便秘疗效。

一、资料及方法

1. 一般资料

以 2015 年 1 月至 2016 年 6 月，福州市中医院脑病科收治的帕金森病伴便秘的患者作为研究对象。纳入标准：①采用英国脑库拟定的 PD 诊断标准诊断。②原发。③伴便秘症状表现，参照罗马Ⅲ诊断标准诊断。④知情同意。排除标准：①并发帕金森病。②合并其他严重的器质性、系统性疾病。③拒绝参与研究。④精神障碍。⑤其他严重的中枢神经系统疾病。入选对象 54 例，其中男 34 例、女 20 例，年龄 63 ~ 79 岁，平均 63.0 ± 6.2 岁。帕金森病分期：早期 11 例、中期 34 例、晚期 9 例。便秘病程 8.4 ± 1.0 个月。采用随机数字表达法分组，对照组、观察组各 27 例，两组对象年龄、性别、帕金森病分期、便秘病程等临床资料差异无统计学意义（$P > 0.05$）。

2. 方法

（1）对照组：针灸治疗，以针刺治疗为主，针刺支沟穴、大肠腧等穴位，以足少阴肾经、足阳明经等穴位治疗，热秘加合谷、内庭等穴，腹胀加中脘、太冲穴，气虚加脾俞、气海等穴。部分患者联合温针灸，每日 1 次，每次留针 15min，持续 8 周，期间每周治疗 5 次，休息 2 次。同时加强生活管理，特别做好饮食的指导，避免食用容易导致胀气、不易消化的食物，舒畅患者的心情。

（2）观察组：在针灸的基础上，口服汤剂治疗，麻子仁 30g，肉苁蓉 15g，桃仁 12g，法夏、陈皮、枳壳、竹茹、当归、巴戟天各 10g，生地黄 9g，桂枝、生甘草各 6g，辨证加减。其中热甚者，加黄连；气滞者加槟榔、木香；寒重者加附子、干姜，气虚加黄芪；阴虚加麦冬；阳虚加肉桂、附子。每日 1 次，水煎取汁，早晚分服，4 周 1 个疗程，连续服用 8 周。

3. 观察指标

治疗前、后，两组患者排便困难程度、软硬程度、排便时间间隔、伴随症状评分。两组患者不良反应发生情况，手法辅助解除便秘情况。

4. 疗效判定

显效：每日排便 1 次，排便通畅，便质松软，无重度症状表现；有效：2~3 日排便 1 次，排便欠通畅，便质转润；无效：治疗后症状无明显改善，或加重。

5. 统计学处理

采用 WPS 表格记录数据，采用 SPSS20.0 软件进行统计学计算，采用（$\bar{x} \pm s$）反映计量资料，计量资料采用 Kolmogorov-Sminmov 法进行

第三章

论文集一

正态分布检验，服从正态分布采用 t 检验进行组间比较，否则采用 Mann-Whitney U 秩和检验，采用 n 或 % 反映计数资料，采用 χ^2 检验或 Fisher 精确性检验进行组间比较，等级资料比较采用秩和检验，以 $P < 0.05$ 表示差异具有统计学意义。

二、结果

1. 临床疗效与复发情况

组间比较，观察组疗效优于对照组，观察组 4 周内复发率低于对照组，差异有统计学意义（$P < 0.05$）。见表 11-1。

表 11-1　观察组与对照组临床疗效与复发情况对比 [n（%）]

组别（n=27）	显效	有效	无效	总有效	4 周内复发
观察组	15（55.6）	12（44.4）	0（0.0）	27（100.0）	1（3.7）
对照组	9（33.3）	14（51.9）	4（14.8）	23（85.2）	8（29.6）*

注：与观察组相比，*$P < 0.05$

2. 积分变化

治疗前，组间比较，观察组与对照组排便困难、粪便软硬、排便间隔、伴随症状、合计评分差异无统计学意义（$P > 0.05$）。治疗后，组内比较，观察组与对照组排便困难、粪便软硬、排便间隔、伴随症状、合计评分低于治疗前；组间比较观察组排便困难、软硬、伴随症状、合计评分低于对照组，差异有统计学意义（$P < 0.05$）。见表 11-2。

表 11-2　观察组与对照组治疗前后便秘相关积分变化对比（$\bar{x} \pm s$）

组别	时间	排便困难	软硬	排便间隔	伴随症状	合计
观察组（n=27）	治疗前	1.90 ± 0.73	1.63 ± 0.63	2.45 ± 0.62	2.10 ± 0.31	8.08 ± 1.34
	治疗后	1.01 ± 0.84	0.64 ± 0.21	1.10 ± 0.43	0.57 ± 0.30	3.32 ± 0.84
对照组（n=27）	治疗前	1.85 ± 0.89	1.59 ± 0.62	2.39 ± 0.63	2.05 ± 0.34	7.88 ± 1.57
	治疗后	1.34 ± 0.82	1.07 ± 0.43	1.34 ± 0.53	0.89 ± 0.24	4.64 ± 1.15

3. 不良反应以及手法解除便秘

观察组与对照组均未见严重的不良反应，观察组出现 1 例晕针。观察组治疗期间，手法解除便秘患者 0.0%（0/27），低于对照组 29.6%（8/27），差异有统计学意义（$P < 0.05$）。

三、讨论

帕金森病合并便秘的发生机制较复杂，现代医学认为与胃肠道功能减退、自主神经功能紊乱、胃肠道动力不足、内分泌改变等因素有关。中医认为老年人脏腑娇弱，或饮食不节，或进食不当，容易损伤脾胃，同时因帕金森病活动减少、进食减少，导致气血生化不足；因意识障碍，容易进食难以消化的食物，从而导致胃肠损伤、运化失常，部分患者久而化热，久热蕴结，引起热秘。老年人肝常不足，易动化风，加之生活质量下降，甚至伴运动功能障碍，容易出现情志失和，致气机失调，加之久坐久卧，通降失调，最终导致糟粕内停。帕金森病患者自理能力不足，若照料不佳，还容易导致外感寒邪，中阳损伤，致阴寒内盛，凝滞于胃肠。帕金森病便秘与脾、胃、肺、肝、肾等脏腑功能失调有关。

中医认为治疗便秘应坚持辨证论治，热证、实证应以护阴清热、理气消食为主要原则，阴虚便秘者应滋阴增液，气虚便秘则应行气补气。根据八纲辨证，便秘还可分为燥热内结、气息不运、气滞不行、血虚肠燥、阴寒凝结等证。采用中医治疗可起到标本兼治的作用。本次研究中，针灸针刺通过刺激胃肠神经，起到调节肠道分泌、促进肠道蠕动等作用，通过间接调理脏腑功能，补气养血、散寒降噪，从而治疗便秘。一项 Meta 分析显示，针灸治疗相较于常规疗法治疗便秘，可增进疗效。口服汤剂中，中药中活性成分往往有增强细胞功能、改善血流力学、抗炎等作用，如桃仁具有增加红细胞携带氧分子的能力，能够减轻细胞损伤，Meta 分析也证实中医药在治疗便秘方面具有较好的优势。研究中，观察组治疗后症状积分显著下降，且低于对照组，提示联合治疗确实可加速症状改善。

综上所述，温胆汤合桃核承气汤联合针灸治疗帕金森病便秘疗效肯定，且不会带来风险，值得推广。

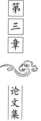

第十二节

益阴敛阳法中药内服配合肝经俞募穴推拿对60例阴虚阳亢证失眠患者的临床疗效观察

李　星　陈丽卿　朱亨炤　等

　　失眠通常指患者对睡眠时间和（或）质量不满足，并影响日常社会功能的一种主观体验。中医称之为"不寐"，首见于《内经》，又称"不得眠""不得卧""目不瞑"，表现为各种原因引起的睡眠时间减少及质量下降，包括客观改变及主观性感受，如入睡困难、早醒、睡眠质量下降或晨醒后疲乏感等。中医方面，心主神明，掌控人的睡眠，使阴阳规律转化。阳气外跃，阴气内敛，阴阳动静变化，维持人的正常睡眠。如果各种因素破坏这种转化规律，导致阴不敛阳，即发不寐。不寐的辨证分型可分为阴虚阳亢、热扰神明、七情内伤、痰热内扰、胃气不和、心脾两虚、心肾不交、心虚胆怯、肝阴亏虚、瘀血内阻型等。历来各代名医对不寐均有不同见解，但总与心、脾、肝、肾及阴血有关，其病机为阳盛阴衰、阴阳失交。病位在心，脑。本研究用益阴敛阳中药结合肝经俞募穴推拿治疗阴虚阳亢证失眠患者，参照《中医病证诊断疗效标准》进行临床疗效观察，现报告如下。

一、资料与方法

1. 一般资料

病例均为在福州市中医院脑病科 2015 年 4 月至 2016 年 12 月确诊的患者，采用随机单盲对照试验，见表 12-1。

表 12-1　一般资料

	治疗组	对照组
男 / 女（例）	18/12	16/14
平均年龄 / 岁	41.16 ± 6.57	40.84 ± 6.85
平均病程 / 周	11.73 ± 8.78	11.08 ± 9.12

备注：两组性别、平均年龄、平均病程差异无统计学意义（$P > 0.01$）

2. 诊断标准

中医诊断标准：根据国家中医药管理局 1994 年颁布的《中医病证诊断疗效标准》中的"不寐的诊断依据、症候分类、疗效评定"标准，中医辨证属阴虚阳亢证其主要临床表现为：心烦不能入睡，烦躁易怒，胸闷胁痛，头痛面红，目赤，口苦，便秘尿黄，舌红，苔黄，脉弦数。西医诊断标准：按照《失眠定义、诊断及药物治疗专家共识（草案）》中失眠症的诊断标准。

3. 治疗方法

入选后常规进行血常规、生化全套、心电图等相关检查。两组均给予艾司唑仑片 2mg，每晚睡前口服 1 次。治疗组给予黄连清心散加减，主方为黄连、阿胶、黄芩、芍药、柏子仁、酸枣仁、牛膝，每日 1 剂，服用 4 周。配合肝经俞募穴及头面部穴位（肝俞、期门、神门、安眠、劳宫、内关、涌泉、大椎、百会、印堂、太阳、率谷、神庭、风池等穴）推拿治疗。方法：1 次 / 天，每次 20 分钟，5 次 / 周，共治疗 4 周。推拿手法：运用点、按、揉、压等推拿手法作用于上述体表特定穴位，每个穴位 5 分钟；手法的力度由轻到重，逐渐加大刺激量，直到患者感到局部酸、麻、胀、重，

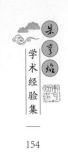

即中医的"得气"，手法结束前力度渐渐减弱，以轻手法结束该穴的操作。在治疗过程中建立规律的睡眠习惯，睡前忌浓茶、咖啡及烟酒。日常注意饮食调配，《素问·逆调论》曰："胃不和则卧不安"。并对患者进行精神调理，《内经》云："恬淡虚无，真气从之，精神内守，病安从来"。还要适度进行体育运动。

4. 疗效判定标准

评价疗效指标依据睡眠障碍评定量表（SDRS）评分在治疗前后的减分率。减分率 =（基线总分－治疗后总分）/ 基线总分，减分率 ≥ 80% 为临床治愈，50%~79% 为显效，30%~49% 为有效，< 30% 为无效。有效率 =（临床治愈 + 显效 + 有效）/ 总例数。

5. 统计学处理

所有数据均应用 SPSS 17.0 统计软件。采用秩和检验，$P < 0.01$ 为差异有统计学意义。

二、结果

1. 两组临床疗效比较

见表 12-2。两组总有效率对比，经 Ridit 分析，u=2.62，$P < 0.01$，差异有统计学意义。

表 12-2　两组临床疗效比较

组别	n	痊愈	显效	有效	无效	总有效率 /%
治疗组	30	6	10	11	3	90.00
对比组	30	3	5	9	13	56.67

2. 不良反应

对两组患者进行血常规、肝肾功能等检查，结果显示均无明显毒副作用，未发现不良反应。

三、讨论

随着社会迅速发展，工作压力增大，失眠的发病率明显升高，对于该病的诊治却一直存在困难。失眠中医称为不寐，其基本病理为阳不入阴、神不守舍，主要是机体内在的气血和脏腑功能失调所致，亦与人体的气机紊乱、升降失常密切关系。而目前的西医治疗以苯二氮卓类的镇静助眠药治疗为主，其见效快，但长期服用易形成心理及躯体依赖，并对认知及记忆力造成损害。虽然近年来出现的新型助眠药如思诺思、右佐匹克隆等，有效地解决了耐药及认知损害的问题，但对于年老及呼吸功能障碍的患者，其宿醉反应及呼吸功能抑制均导致不宜使用。

中医认为，真阴不足，不能潜敛阳气，导致阴虚不能纳阳、阳盛不能入阴。在五脏配属五行的关系中，心属于火，心阳不足，导致心脏失养，心主神志功能受到影响而致失眠；肝藏魂，胆主决断，如果肝血不足，或肝经出了问题，导致魂不能潜敛，也会出现睡眠障碍；脑为元神之腑，如果脑髓不足，髓海不充，亦会导致睡眠轻浅。故予内服益阴敛阳中药，方以黄连清心火制亢阳、阿胶滋阴血补肾髓为君，佐以黄芩则清火力大，芍药配阿胶则益水力强，臣以柏子仁、酸枣仁养心安神，牛膝引火下行，数药合用则肾水旺、心火清、亢阳制，可达水火既济、育阴潜阳之效，则诸症息平。

推拿肝经俞募穴及头面部穴位能促进气血的运行，调和阴阳、养心安神，能起到很好的治疗失眠作用。元代医家滑伯仁其观点为："阴阳经络，气相交贯，脏腑腹背，气相交应。"说明俞募穴可贯通脏腑之气。失眠主要是因为阴阳失调、阳不入阴，而推拿刺激肝经俞募穴，能调畅气机、调和气血阴阳、养心安神。神门为心经之原穴，内关为心包经之络穴，原络相配能宁心安神。劳宫，"劳"即劳作，"宫"即宫殿，顾名思义是指劳累了休息的地方。劳宫穴属手厥阴心包经，心是君主之官，心主神明，心包经对心脏起着保护的作用，按劳宫穴有静心宁神、镇静醒脑的作用，且能清心火、安神宁。涌泉为肾经之井穴，能降心火、安神宁，与劳宫穴相配，心肾相交，促进睡眠。大椎为手足三阳经之交会穴，

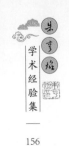

统领一身之阳气，刺激它能调和阳气，引阳入阴。安眠穴（在翳风和风池的中点）为治失眠的特效穴。百会、太阳、印堂、神庭、率谷、风池为头面部穴位，以推、按、压、揉等手法刺激这些穴位，能起到疏通经络、健脑安神的作用。

　　综上所述，对于阴虚阳亢失眠的治疗，采用益阴敛阳中药，配合心肝经俞募穴及头面部穴位推拿的治疗方法，有助于更快帮助患者改善失眠的状况。且此项操作方法简单、方便，患者治疗的配合度、舒适度较以往有更大的提高，临床治疗效果满意，值得推广运用。

自拟中风康复汤治疗缺血性脑卒中恢复期60例疗效观察

张　伟　杨　斌　朱亨炤

缺血性脑卒中是指各种原因所致脑部血液供应障碍，导致局部脑组织缺血、缺氧性坏死，而出现相应神经功能缺损的一类临床综合征。缺血性脑卒中占脑卒中70%~80%，是脑卒中最常见类型。该病属于中医"中风"范畴，认为在内伤积损基础上，复因外邪入中、情志不遂、饮食不节、劳欲过度等因素致阴阳失调，气血逆乱，脑脉痹阻而成。其致病因素可归纳为风、火、气、痰、瘀、虚。本病具有高患病率、高发病率、高病死率和高致残率的特点，在我国城乡脑卒中年发病率为200/10万，年病死率为80/10万~120/10万，存活者中70%以上有不同程度的功能障碍。其中大部分患者出现以偏瘫为主的运动功能障碍，且常伴见认知、言语、吞咽障碍，二便失禁及心理障碍，严重影响患者的生活自理能力及工作能力，降低生活质量。目前西药抗血小板、改善脑代谢等治疗，对预防脑卒中再发有一定疗效，但对脑卒中恢复期的康复疗效有一定局限。在西药治疗的基础上联用中医中药治疗能够减轻患者功能上的残疾，加速脑卒中患者的康复进程，节约社会资源。目前主要的中西医结合临床治疗手段是预防血管渗透、修复神经元，使其尽快恢复功能的基础上加以中药治疗，以活血化瘀、祛瘀通络、补气益气中药为主。近年来福州市中医院神志病科在西药治疗的基础上联合中风康复汤治疗缺血性脑卒中恢复期患者取得满意疗效，现报告如下。

第三章

论文集

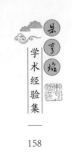

一、临床资料

所有60观察病例均来自福州市中医院神志病科2016年1月至2018年5月接受门诊或住院治疗，且符合纳入标准。采用随机数字表法分为对照组和治疗组各30例，临床观察脱落病例不计入最终统计数据中。

二、诊断标准

1. 西医诊断标准

参照中华医学学会神经病学分会脑血管病学组组织编写制定的《中国急性缺血性脑卒中诊治指南2018》诊断标准。

2. 中医诊断标准

参照国家中医药管理局脑病急症科研协作组起草制订的《中风病辨证诊断疗效评定标准（试行）》诊断标准。

3. 纳入标准

50~80岁缺血性脑卒中；符合以上西医、中医诊断标准；病程在两周或一个月至半年内。

4. 排除标准

受试者不符合纳入标准者；脑卒中发病疗程不足20天者；合并肾功能不全、急性冠脉综合征、严重心功能不全等严重基础疾病，影响生命患者。

三、研究方法

1. 方法

单盲、对照法，分为对照组和治疗组，二者比例为1：1。对照组30例，予以拜阿司匹林抗血小板，同时根据病情需要予以调脂稳定斑块，控制血压、血糖，治疗心律失常等常规干预脑卒中危险因素治疗。治疗组30例，在对照组治疗基础上加用中风康复汤治疗。早晚水煎服，用量 150ml/次，共 2 个疗程。以上治疗，10 天为 1 疗程，总共 2 个疗程。

2. 观察指标

以日常生活能力评分（ADL）为标准，对两组观察病例进行治疗前 ADL 评分、治疗后 ADL 评分，进行临床疗效评估。

3. 疗效标准

ADL 评分 ≥ 60 分为显效，40 分 ≤ ADL 评分 < 60 分为有效，ADL 评分 < 40 分为无效。

4. 统计方法

采用 IBM SPSS Statistics 20 软件进行数据分析，两组间比较为计量资料以（$\bar{x}\pm s$）表示，采用 t 检验，$P < 0.05$ 为差异有统计学意义。

5. 安全性评价指标

观察病例治疗前后评估副作用发生率、肝肾功能检查结果评估。

四、治疗结果

1. 两组均有一定疗效

治疗组采用中药汤方联合西药治疗后，总有效率明显高于单一西药治疗组，有统计学意义（$P < 0.05$，见表 13-1）。

表 13-1　两组疗效比较

组别	例数	显效	有效	无效	总有效率（%）
对照组	30	2	10	18	40
治疗组	30	3	15	12	60.0*

注：与对照组比较，治疗组治疗后有效明显（*$P < 0.05$）

第三章

论文集

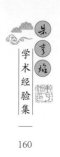

表 13-2　两组 ADL 评分比较

组别	例数	时间	治疗前	治疗后
对照组	30	20 天	30 ± 11	52 ± 22
治疗组	30	20 天	30 ± 12	60 ± 23*

注：与对照组比较，治疗组治疗后 ADL 评分改善明显（*$P < 0.05$）

2. 不良反应

对照组与治疗组病例在治疗期间均未见明显副作用及肝肾功能等明显损害。

五、讨论

中风病因多样，病理机制复杂，急性期过后的恢复期多需长期调理，方可徐徐图效。目前中医药治疗中风后遗症期方法多样。如汪泽栋等运用补阳还五汤中药汤联合项针治疗脑卒中后认知功能障碍取效；王莉娜等运用温针灸治疗脑卒中认知障碍取得显效。可见传统中药汤剂在中风恢复期的治疗及针灸治疗，均取得较好疗效。但中药针剂疗效虽佳，多于急性期使用，不宜长期久用。中成药制剂及传统中药汤剂服用方便，多适用于特定证型方有良效，且疗效多参差不齐。

中风康复汤结合福州地区气候特点，专为中风恢复期患者功能康复研制。药物组成：黄芪 30g、白术 15g、太子参 20g、茯苓 10g、半夏 6g、天麻 6g、陈皮 10g、炒僵蚕 10g、蜈蚣 3g（1 头）、地龙 10g、夏天无 2g、三七粉 3g、水蛭 2g、刺五加 10g、甘草 3g。方中黄芪、白术、太子参补虚扶正、益气健脾；茯苓、半夏、陈皮、天麻燥湿化浊；炒僵蚕、蜈蚣、地龙通络息风；夏天无、三七粉、水蛭、刺五加活血化瘀；甘草、蜂蜜调和诸药。其特点一，注重顾护正气。中风病好发于中老年人，多因中年以后人之气血渐衰，元气渐衰，肾之精气亏损，生髓不足，髓海空虚，致使脑络中血行不畅，易发瘀阻而为中风。本方攻补兼施，祛邪不忘扶正。特点二，从痰瘀论治。中风患者"血瘀"贯穿疾病发展始终，活血化瘀为治疗中风之大法。且地处南方湿土，患病多易夹湿，故本方注重痰瘀并治。特点三，妙用虫类药。风中经络，非草木之品可取速效，虫类药有搜风剔络之功，药峻力专，验之临床多有良效。本方精选有较好活血通络功效之虫类药物，少量用之以防伤正，且可很好改善梗死病灶周围血供，预防血栓再发。如药理研究表明蜈蚣提取液能降低血浆 vWF 和 TPO 的含量及生物活性，改善内皮细胞损伤和血小板功能，有效抑制血小板黏附和聚集，防止血栓形成。特点四，注重久病调理。中风患者多虚调养康复，采用汤药之品，慢病缓治，徐徐图效，疗效亦佳。

综上自拟中风康复汤在治疗中风恢复期方面的独特疗效，改善其日常生活活动能力效果明显，值得中医临床推广应用，相信在不久的将来会有新的发展方向和发展空间，这也是对传统的继承和延续。

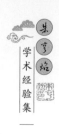
第十四节

超高效液相色谱法测定不同配伍比黄芪—葛根药对中葛根素的含量

林静瑜　李东晓　戴雅彬　黄可儿　朱亨炤

　　黄芪—葛根药对出自于《证治汇补》卷三之黄芪葛根汤，方中著有"黄芪一两、葛根五钱"，用于"酒郁"，《医略六书》将此方作为"虚人伤酒恶寒之专方"，清代张锡纯玉液汤以"黄芪五钱、葛根一钱半"组方治消渴，现临床多用于治疗气阴两虚的糖尿病及其并发症和痹症等。中药是复杂化学成分的载体，药对是研究中药复方的最基本单位，不同配伍规律的药对共同煎煮后，其化学成分及成分的比例可能会产生较大的变化，从而改变了其药理活性和药效机制。本课题组前期研究发现，黄芪—葛根药对改善胃黏膜损伤效果不错，且在配伍比例不变时，其胃黏膜保护作用与不同水煎工艺所得的葛根素含量有一定的相关性。葛根素为中药野葛的指标成分，药理研究也证实葛根素具有一定的胃黏膜保护作用。为进一步探讨黄芪—葛根药对配伍规律对其胃黏膜保护药效物质的影响，本研究以葛根素含量为评价指标，采用 UPLC-UV 法研究不同配伍比例黄芪—葛根共水煎后葛根素含量的影响，现将研究结果报告如下。

一、材料

1. 仪器

ACQUITY H-Class 超高效液相色谱仪（包括四元高压梯度泵、真空脱气机、自动进样器、柱温箱、二极管阵列检测器、Empower Ⅲ色谱工作站，Waters公司）；ACQUITY UPLC BEH C_{18}（100mm × 2.1mm，1.7μm）色谱柱（Waters公司）；SB-5200DT超声清洗器（宁波新芝生物科技股份有限公司）；AEG-220电子分析天平（日本岛津公司）；Direct-Q3型高纯水制备仪（美国Milipore公司）；DHG-9140A电热恒温鼓风干燥箱（上海精宏实验设备有限公司）。

2.药品与试剂

黄芪（产地甘肃，南京同仁堂中药饮片有限公司，批号：20180908），葛根（南京同仁堂中药饮片有限责任公司，批号：20170701），黄芪、葛根饮片由福建中医药大学中药鉴定教研室车苏容副教授鉴定为豆科植物蒙古黄芪 *Astragalus. Membranaceus* (Fisch.) Bge. var. *mongholicus* (Bge.) Hsiao 的根、豆科植物野葛 *Pueraria lobata* (Willd.) Ohwir 的根；葛根素对照品（中国药品生物制品检定所，批号：110752-201514，纯度95.5%）；甲醇（德国Merck公司，色谱纯）；其余试剂均为分析纯，水为超纯水。

二、方法与结果

1.对照品溶液和供试品溶液的制备

（1）葛根素对照品溶液的制备：取葛根素对照品适量，精密称定，加甲醇溶解，制成浓度1.021g·L^{-1}的葛根素对照品液，4℃贮存，备用。

（2）黄芪—葛根药对供试品溶液的制备：参照文献水煎工艺，取黄芪、葛根药材各适量，制备8个不同配伍比黄芪—葛根药对水煎液（0∶1、1∶1、2∶1、3∶1、5∶1、1∶2、1∶3、1∶5），总药材量为100g，水煎浓缩为1g·mL^{-1}。取水煎液1mL，加4mL蒸馏水稀释，混合均匀。精密吸取水煎稀释液5mL置于锥形瓶中，加入甲醇20mL，称定质量，超声处理30min，放冷；加甲醇补足减失的重量，摇匀，滤过；精密吸取续滤液5mL，置10mL量瓶中，加甲醇至刻度，摇匀，0.22μm微孔滤膜过滤，

取续滤液，即得各配伍比供试品溶液。

（3）阴性供试品溶液的制备　取黄芪药材适量，按上述供试品溶液制备方法制备不含葛根的黄芪水煎液，作为阴性供试品溶液。

表 14-1　不同配伍比黄芪—葛根药对组成

配伍比	黄芪（m/g）	葛根（m/g）
0∶1	0	100
1∶1	50	50
2∶1	66.67	33.33
3∶1	75	25
5∶1	83.33	16.67
1∶2	33.33	66.67
1∶3	25	75
1∶5	16.67	83.33

2. 方法学考察

（1）色谱条件：色谱柱，ACQUITY UPLC BEH C_{18}（100mm×2.1mm，1.7μm）；流动相，甲醇—0.1% 冰醋酸水溶液（29∶71）；流速，0.2mL·min^{-1}；检测波长，250nm；柱温，30℃；进样量，2μL，理论塔板数按所测葛根素色谱峰计算不低于 6000。

（2）专属性试验：精密吸取上述制备的葛根素对照品溶液、阴性供试品溶液及黄芪—葛根药对水煎液（2∶1，批号：20181022）供试品溶液各 2μL，注入色谱仪，按色谱条件分析，记录葛根素对照品、供试品的色谱图及保留时间。结果显示：葛根素的保留时间约为 8.6min，此色谱条件下黄芪—葛根药对水煎液中葛根素峰形良好，出峰时间稳定，具有良好的专属性，葛根素对照品溶液和供试品溶液在同一保留时间处出峰，阴性供试品溶液没有色谱峰出现，见图 14-1。

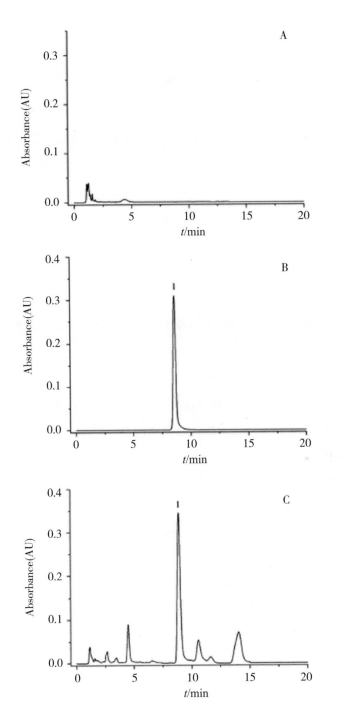

A：阴性供试品溶液；B：葛根素对照品溶液；C：黄芪—葛根（2：1）水煎液
供试品溶液；I：葛根素

图 14-1　葛根素对照品及黄芪—葛根药对水煎液色谱图

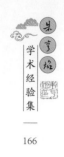
（3）线性关系考察：精密吸取葛根素对照品液，加甲醇分别配制成 0.8168mg·mL^{-1}、0.5105mg·mL^{-1}、0.2553mg·mL^{-1}、0.1276mg·mL^{-1}、0.0638mg·mL、0.0319mg·mL^{-1} 的标准溶液，按色谱条件进行分析，记录保留时间和峰面积，以对照品溶液浓度为横坐标（X）、峰面积为纵坐标（Y）绘制标准曲线，得线性回归方程 $Y=5.9895\times107X-1.8327\times10^{6}$（$r=0.9997$），表明葛根素在浓度 0.0319~0.8168mg·mL^{-1} 范围内与峰面积呈良好的线性关系。

（4）精密度试验：精密吸取葛根素对照品溶液，按色谱条件重复进样 6 次，记录色谱图，并计算其峰面积相对标准偏差（RSD，s_R）为 0.85%，表明仪器精密度符合要求。

（5）重复性考察：精密吸取黄芪—葛根药对水煎液（2∶1，批号：20181022）1mL，按供试品溶液制备方法平行操作 6 次，再按色谱条件进行测定并记录色谱图，计算葛根素含量，结果其 s_R 为 2.62%，表明该方法重复性符合要求。

（6）稳定性试验：精密吸取同一黄芪—葛根药对水煎液，按供试品溶液制备方法制得供试品溶液，于制备后 0、2、6、8、10、12、24h 分别取同一供试品溶液 2μL 进样，在同一色谱条件测定葛根素峰面积，计算葛根素峰面积 s_R 为 0.25%，表明样品在 24h 内稳定。

（7）加样回收率：吸取上述已知葛根素含量的黄芪—葛根药对水煎稀释液（2∶1，批号：20181022）适量（含葛根素 1.4013mg），共 6 份，置于锥形瓶中。按 1∶1 比例加入葛根素对照品溶液，摇匀，按供试品溶液制备方法制得供试品溶液，再按色谱条件方法进样 2μL。计算加样回收率，结果平均回收率为 96.11%，s_R 为 1.28%，见表 14–2。

（8）含量测定：按供试品溶液制备方法，平行制备 5 份 8 个不同配伍比黄芪—葛根药对（0∶1、1∶1、2∶1、3∶1、5∶1、1∶2、1∶3、1∶5）供试品溶液。按葛根素的色谱条件方法进样 2μL，测定葛根素峰面积，代入线性方程中，计算各药对水煎液中葛根素的平均浓度及平均含量。葛根素浓度及含量数据以"均数 ± 标准差"（$\bar{x}\pm s$）表示，采用

SPSS 15.0 统计软件进行统计学分析，各组资料符合正态分布，组间比较采用单因素方差分析，方差齐性，采用 Dunnett-t 检验，方差不齐时，采用 Dunnett's T3 检验。结果显示：与黄芪—葛根药对 0 ：1 配伍比组（葛根单煎液）相比，加入黄芪的各配伍比组葛根素含量均有增加的趋势，并随黄芪在药对中比例的增高而上升，但非倍增关系。其中，药对以 5 ：1 配伍时，葛根素含量最高，配伍比为 3 ：1、2 ：1、1 ：1 时次之（与 0 ：1 配伍组比较，$P < 0.01$）。见表 14–3。

表 14-2　葛根素加样回收率试验

样品含量（m/mg）	加入量（m/mg）	测得量（m/mg）	回收率（m/mg）	平均值（m/mg）	s_R/%
1.4013	1.4210	2.7600	95.6158		
1.4013	1.4210	2.7800	97.0232		
1.4013	1.4210	2.7712	96.4039	96.11	1.28
1.4013	1.4210	2.7347	93.8343		
1.4013	1.4210	2.7800	97.0240		
1.4013	1.4210	2.7762	96.7586		

表 14-3　不同配伍比黄芪—葛根药对水煎液中葛根素的含量测定

供试品	平均质量浓度 [ρ / (g · L^{-1})]	平均含量 [w/(mg · g^{-1})]
黄芪—葛根 0 ：1	30.9562 ± 0.4483	30.9562 ± 0.4483
黄芪—葛根 1 ：1	18.0751 ± 0.1068[2]	36.1502 ± 0.2165[2]
黄芪—葛根 2 ：1	14.0130 ± 0.0374[2]	42.0432 ± 0.1121[2]
黄芪—葛根 3 ：1	10.5781 ± 0.1311[2]	42.3124 ± 0.5243[2]
黄芪—葛根 5 ：1	8.6642 ± 0.0407[2]	51.9748 ± 0.2444[2]
黄芪—葛根 1 ：2	21.4265 ± 0.0488[2]	32.1381 ± 0.0732
黄芪—葛根 1 ：3	24.3331 ± 0.0363[2]	32.4441 ± 0.0484
黄芪—葛根 1 ：5	27.1119 ± 0.0320[2]	32.5473 ± 0.0384[1]

1）$P < 0.05$，2）$P < 0.01$，与黄芪—葛根 0 ：1 组比较

第三章

论文集

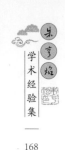

三、讨论

1. 色谱条件的选择

《中国人民共和国药典》（2015）规定野葛药材中葛根素含量不低于质量分数2.4%。本研究采用超高效液相色谱—紫外法检测葛根素，通过分析供试品特征图谱，发现黄芪—葛根药对水煎液的相关成分紫外吸收主要集中在220~350nm处，且葛根素在250nm处有最大吸收。同时考察了甲醇—水，甲醇—0.1%醋酸水溶液、乙腈—水和乙腈—0.1%醋酸水溶液等流动相系统，结果显示：以甲醇—水为流动相时，葛根素色谱峰拖尾严重，而以乙腈代替甲醇，葛根素色谱峰峰型较好，但与其他成分色谱峰分离度差。若以0.1%的醋酸代替水，葛根素峰型较好且分离度好，最终确定色谱条件。

2. 黄芪—葛根药对的不同比例配伍对葛根素浓度、煎出量的影响

剂量与配伍比是中药组方的一个重要环节，其合理性也逐渐得到现代科学的验证。黄芪—葛根药对常见配伍比主要有1：1、2：1、3：1或其近似值，葛根比例高于黄芪则较少见。研究报道：黄芪和葛根配伍时，大多数成分的溶出量较单煎时高。本研究侧重考察黄芪—葛根药对配伍比例对葛根素煎出量的影响，研究结果（表14-3）显示：①黄芪—葛根药对中葛根素的浓度随着葛根比例的增高而上升，但无倍增关系，以0：1配伍组（葛根单煎液，葛根比例为100%）最高，5：1配伍组（葛根比例为16.67%）最低。②黄芪—葛根药对中黄芪对葛根素的煎出量有明显的促进作用，葛根素的煎出量随着黄芪在药对中比例的增高而呈波段式上升，以5：1配伍时（黄芪比例为83.33%）葛根素煎出量最高，3：1、2：1次之，1：1居中（与0：1配伍组比较，$P < 0.01$），1：2、1：3、1：5三个配伍组中葛根素的煎出量较低，但仍呈高于葛根单煎液的趋势，说明黄芪对葛根素的煎出量影响明显。③黄芪—葛根药对水煎液中葛根素浓度同时受药对中葛根的比例及黄芪的配伍的影响。该部分结果与佟志斌研究结果略有不同，可能与本研究所采用的葛根来源、水煎工艺及

处理方法等不同有关。

　　黄芪葛根汤中黄芪为"君"，葛根为"臣"，属"七情"中"相须""相使"配伍，不同的配伍比例对黄芪—葛根药对葛根素的含量存在明显的影响作用，说明临床黄芪—葛根药对的配伍应用确有其合理性。本研究仅就不同配伍比黄芪—葛根药对中葛根素的含量变化进行探讨，黄芪—葛根及其指标成分的配伍在药理和化学层次上是否存在相似的协同增效作用？我们在后续工作中将继续考察黄芪—葛根药对的配伍关系对其他指标成分的影响，并结合药效实验评价黄芪—葛根药对保护胃黏膜的作用基础。

腕踝针配合药物治疗 52 例长期鼻饲所致的顽固性呃逆的临床疗效观察

林沁烨　朱亨炤

呃逆是指由于横膈膜、膈肌、肋间肌肉等受到某些刺激后引起一种间歇的不能自主控制的痉挛并收缩，其发作通常表现为阵发性、持续性发作，有节律性并有着周期性反复频繁发作的特点。在呃逆发作过程中时通常表现为吸气期时声门关闭，同时发出短促而响亮呃呃声。其发病原因主要可分为 4 类：中枢性（如脑部疾病）、反射性（如膈肌病变）、代谢障碍性（如电解质紊乱等）和精神性（如情绪紧张）。在临床上发生持续的呃逆时间在 48 小时以上又或者使用呃逆的针对性治疗仍无效者就可称为顽固性呃逆。在中医上呃逆是指胃气向上逆行、浊气无法下沉从而犯膈。呃逆古称"哕"，又称"哕逆"。首见《黄帝内经》提出本病病位在胃，并与肺有关；致病机制是气逆，多与寒气入体有关。《素问·宣明五气篇》中就写道："胃为气逆为哕"，说的就是上述这个原因。临床上长期留置胃管后一些病人会出现不同程度的呃逆而且多为顽固性呃逆。本研究采用腕踝针配合药物治疗长期留置鼻饲后顽固性呃逆，取得良好效果。

一、资料与方法

1.一般资料

病例均选用福州市中医院神志病科 2016 年 4 月至 2017 年 4 月确诊的患者。采用随机单盲对照试验方法，将 52 个确诊患者设为被试，随机分为 2 个组，治疗组和对照组，每组 26 例。治疗组：男 17 例，女 9 例，年龄 58~84，平均 71.5 岁，病程 8~24 周，平均 12 周。对照组 26 例，男 13 例，女 13 例，年龄 58~85，平均年龄 73.3 岁，病程 8~24 周，平均 11.7 周。治疗组和对照组在性别、平均年龄、平均病程上不存在明显的差异（$P < 0.01$），该实验具有可比性。

2.诊断标准

（1）诊断标准：①受试病例长期留置鼻饲达 4 周以上。②长期鼻饲后才出现呃逆，症状持续超过 48 小时，而且症状没有出现自行好转。

（2）排除标准：所有入选患者都经胸部正侧位片、CT、腹部彩超、心电图、生化全套、血常规检查排除有颅脑、膈、胸膜等引起呃逆的器质性病症。

3.治疗方法

两个组均采用甲氧氯普胺 10mg 肌内注射，每日一次，治疗组根据腕踝针病症分区的理论，呃逆病症在胃，进针点选择双侧上 1、上 2、上 3。使用 30 号 1.5 寸毫针，约在腕横纹上二横指（相当于内关穴）一圈处按进针。使用 75% 乙醇进行皮肤消毒后，用拇指、食指、中指持针柄，使 30 号毫针的针体与腕部皮肤呈 30 度角，用拇指轻捏针柄，使针尖快速穿透皮肤。在皮下挑起了一个约 0.2cm 大小的皮丘，然后将针放平，循躯干方向沿着皮下缓慢进针，毫针刺入长度一般为 35mm，将针体留在皮下组织的浅表层，以患者不出现痛、麻、酸、胀等感觉为度。固定针柄，留针 30min 以上，一般不超过 24 小时。隔日治疗 1 次，连续 5 次为 1 个疗程。腕踝针治疗长期鼻饲后所致的顽固性呃逆时应该注意以下事项：①使用 30 号毫针进

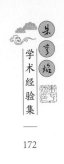

针过程中，毫针在皮下组织中如遇到较粗的血管要将进针点进行适当移位调整。②针刺时，应以行针者感觉到针下松软，而患者却没有出现的任何特殊感觉为宜；反之，如果医者感觉针下有阻力，或患者反应痛、麻、酸、胀等感觉，就表明针刺深度不宜，此时应及时退出针尖，使其回到皮下，重新进入相对表浅的部位。③需要进行留针操作时，通常不使用捻转或提插等行针手法。

4. 疗效评定

治愈：呃逆消失，治愈后 1 周无复发；有效：呃逆发作的次数有显著减少及呃逆发作持续的时间显著缩短，或者在呃逆消失后的 1 周内仅偶有复发；无效：完成 1 个疗程的治疗后呃逆发作次数和持续时间都未见明显减少。

5. 统计学处理

经过使用 SPSS18.0 软件对所有数据进行具体分析。计量资料采取 "$\bar{x} \pm s$" 表示，组间的比较采用 t 检验；计数的资料用例数（n）表示，计数资料组间率（%）的比较采用 χ^2 检验。最后得出的分析结果为 $P < 0.01$，此差异具有统计学意义。

二、结果

1. 两组临床疗效比对（见表 15-1）。

两组对比，经 Ridit 分析，$u=2.61$，$P < 0.01$，其差别具有明显统计学意义。

表 15-1　两组临床疗效比较

组别	n	显效	有效	无效	总有效率 %
治疗组	26	13	10	3	88.46
对照组	26	5	8	12	50.00

2.不良反应

在临床治疗中对治疗组和对照组的患者进行生化全套、血常规等检查，结果均显示无明显毒副作用，未发现不良反应。

三、讨论

呃逆俗称打嗝，喉间频繁呃呃作声，且声音急促，这在生理上是一种的常见现象，主要是由于人体的横膈膜及膈肌、肋间肌肉频繁地痉挛并且快速收缩造成的。在中医上，呃逆称为"哕"，也称"哕逆"。临床上的病因主要有饮食不当（如进食过快过饱）、情志不遂（如恼怒郁结）、脾胃虚弱（如中气亏损或素体不足）等引起的。长期鼻饲患者的顽固性呃逆通常是呃声时断时续，呃声低长，气出无力，属于元气衰败、胃气将绝的重症，而且长期并反复发作的顽固性呃逆常为反流性呃逆，此病症可能导致病患出现腹胀、吸入性肺炎、胃潴留等并发症，严重者甚至会出现胃出血。从而致使患者病情加重，增加病痛，很大程度上加重了患者的经济负担。目前临床上常使用甲氧氯普胺肌内注射治疗为主，但患者长期使用可能出现昏睡、烦躁不安、疲怠无力、肌肉震颤、发音困难、共济失调等锥体外系副反应。腕踝针是一项传统中医，可用于治疗多种的病症的针刺疗法，它是从腕关节和踝关节按十二皮部来选取特定作部位为进针点，从而进行皮下针刺治疗。

本疗法将全身各部的病症表现的出来部位具体分为6个纵区，分别分布在身体两侧，在两侧的腕关节和踝关节各定6个进针点，以横膈膜即膈肌为界线，按区选取进针点来治疗，以起到疏通经络、调和脏腑功能的作用。长期鼻饲患者的顽固性呃逆在中医上认为病变于胃，是胃气不升、浊气不降造成的；在西医上认为是横膈膜痉挛收缩造成的。因此在治疗长期鼻饲所致顽固性呃逆取进针点上1：在小拇指侧的尺骨缘前方，用拇指端按压的手腕内侧的最凹陷处。上2：在腕前方的中央，约为内关处，掌长肌腱与桡侧腕屈肌腱之间。上3：靠桡动脉的外侧。腕踝针通过刺激上述3个进针点所相对应的十二皮部以达到治疗长期鼻饲所致的顽

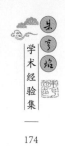
固性呃逆的作用。因此在长期鼻饲所致的顽固性呃逆的治疗中，采用甲氧氯普胺肌内注射联合腕踝针刺激相应皮部的治疗方法，可减少长期应用甲氧氯普胺肌内注射治疗的不良反应，并可减少并发症，缓解患者病情，减轻患者痛苦，大大降低了患者及家属的经济负担。

综上所述，采用甲氧氯普胺肌内注射联合腕踝针刺激相应皮部的治疗方法，患者配合度高，还减少了药物治疗的依赖性，临床疗效显著，适合于临床治疗选择。